JN213806

私の東西医学の融合治療

慢性腎臓病

上桝次郎

うえます内科小児科クリニック

はじめに

　私が漢方医学を本格的に勉強したのは、開業後である。それまでは、大学で腎臓内科を専攻しており、治療手段として漢方薬を用いる機会は皆無であったこともあり、それが腎臓病治療に有効であろうとは思いも至らなかった。しかしながら、開業してから呼吸器疾患や消化器疾患などに漢方薬を使用する機会が増え、その効果を実感するようになってきた。一方、先人の漢方書をみると、ネフローゼ症候群や慢性腎炎などに漢方薬が有効であったとする症例が散見されたことから、私も漢方エキス顆粒剤を腎臓病患者に試行するようになった。時には有効と考えられる症例もあったが、全体的には期待した効果は得られなかった。そこで、「方証相対」に依拠する日本漢方から、「弁証論治」を骨子とする中国伝統医学である中医学へと目を転じた。この中医学は陰陽学説や五行学説に始まって、独特の理論があり、それらに馴染むのには時間を要したが、それによって漢方医学の理解をより一層深めることが可能になった。

　中医腎臓病学の原典を渉猟する中で、私なりにそれらの内容を取捨選択し慢性腎臓病に対して、生薬による煎じ治療、すなわち湯液治療を施行した。また、エキス顆粒剤をベースにして生薬の粉末を加えるなど、より簡便な処方についても考察した。

　ところで、近年の腎臓病学では基礎研究においては分子生物学や再生医療などに刮目すべき進歩がみられるが、一方、臨床の現場ではまだその恩恵に浴していないというのが実状である。そのような中で、紀元前より実践医学としての歴史を刻んできた東洋医学は現代においても疾病治療に何らかのヒントを秘めていることは十分考

えられる。海水と淡水の混ざり合う汽水域は豊かな生態系の場でもあるが、東洋医学と西洋医学の融合はまさにそのような汽水域になるのではないかと私は考えている。

　本書は、慢性腎臓病に対する漢方治療の概説ではなく、いくらか汽水域に身を置いている私自身の印象に残る治療経験をほぼ時系列に即して記載することにした。嚆矢としては慢性腎不全であり、最終章は私の最近の漢方治療による慢性腎臓病の回帰の可能性について言及した。医学書としては、統計学的に納得できるデータを提示することは極めて重要ではあるが、私の限られた症例数では治療内容を均一化することは困難であり、結果として内容の重複が縷々みられることになった。これらは確認事項でもあるため、ご諒承いただきたい。

　本書が慢性腎臓病治療に日夜刻苦精励されている臨床医、とくに腎専門医の先生方に、さらに慢性腎臓病の患者さんに少しでも役立つことを祈念している。

2018年7月　上桝　次郎

目　　次

第1章 慢性腎臓病とは

　慢性腎臓病（chronic kidney disease: CKD）は、一つの腎疾患の名前ではなく、表1-1に示す定義によって決められる腎臓病の総称である。すなわち、尿検査、血液検査、画像診断、病理検査などで腎障害の存在が明らかであり（このうち、特に蛋白尿の存在が重要であるが）、そして糸球体濾過量（glomerular filtration rate: GFR）が60 ml/min/1.73m^{2}未満のいずれか、または両方が3ヶ月以上持続することがCKD診断のポイントである。GFRは血液検査のクレアチニン値から計算した推定糸球体濾過量（estimated GFR: eGFR）が用いられている。

表1-1　慢性腎臓病（CKD）の定義

①尿異常、画像診断、血液、病理で腎障害の存在が明らか。
　特に蛋白尿の存在が重要。

②糸球体濾過量（glomerular filtration rate: GFR）＜60ml/分/1.73m^2

①・②のいずれか、または両方が3ヶ月以上持続する。

　CKDは2012年に日本腎臓学会により改訂された尿蛋白と腎機能（GFR）を組み合わせた病期分類（表1-2）を用いて、その経過を勘案して治療方針を決める。

　CKDは末期腎不全に進行するのみならず、狭心症や心筋梗塞、脳卒中などの心血管病などの発症リスクになっていることから、その管理は極めて重要である。一方、CKDは脂質異常症やメタボリックシンドローム、高血圧、糖尿病、高尿酸血症などの生活習慣病などから発症することが多く、またCKDの重症化の誘因ともなる

ことから、それらの適切な治療が求められる。

表1-2　慢性腎臓病（CKD）の重症度分類

<table>
<tr><td colspan="2" rowspan="2">　表　CKD の重症度分類</td></tr>
</table>

原疾患	蛋白尿区分		A1	A2	A3
糖尿病	尿アルブミン定量（mg/日） 尿アルブミン/Cr 比（mg/gCr）		正常 30 未満	微量アルブミン尿 30〜299	顕性アルブミン尿 300 以上
高血圧 腎炎 多発性嚢胞腎 腎移植 不明 その他	尿蛋白定量（g/日） 尿蛋白/Cr 比（g/gCr）		正常 0.15 未満	軽度蛋白尿 0.15〜0.49	高度蛋白尿 0.5 以上
GFR 区分 （mL/分/1.73 m²）	G1	正常または高値	>90		
	G2	正常または軽度低下	60〜89		
	G3a	軽度〜中等度低下	45〜59		
	G3b	中等度〜高度低下	30〜44		
	G4	高度低下	15〜29		
	G5	末期腎不全（ESKD）	<15		

重症度は原疾患・GFR 区分・蛋白尿区分を合わせたステージにより評価する．CKD の重症度は死亡，末期腎不全，心血管死亡発症のリスクを緑■のステージを基準に，黄■，オレンジ■，赤■の順にステージが上昇するほど，リスクは上昇する．

（日本腎臓学会：CKD 診療ガイド 2012．東京医学社．2012，p.3．）

　以下の章では私のCKDに対する西洋医学と東洋医学を融合した治験を紹介する。

第2章 慢性腎不全

1．漢方エキス顆粒

1）大黄甘草湯

　大学病院に在職中、悪性高血圧症による男性の腎不全を経験した。この患者さんは医療関係者で、漢方薬についても知識があり、慢性期に大黄甘草湯を試してもらいたいとの強い要望があった。私は当時漢方薬には全く不案内であり、その効果については極めて懐疑的であったが、彼の要望を受け入れて西洋薬との併用治療を行った。私にとって慢性腎臓病に対する漢方治療の契機となったメモリアルな症例である。

①症例2-1：55歳、男性

　診断：1）慢性腎不全（#2による）、2）高血圧症

　X0年悪性高血圧によって腎不全が増悪し、血液透析を念頭に内シャントが造設されたが、降圧治療によって血清クレアチニンが3～4mg/dlに下降してきたので、透析は施行されなかった。以後、カルシウム拮抗薬とアンジオテンシン変換酵素阻害薬を中心に血圧のコントロールを行い、X4年には大黄甘草湯エキス顆粒（7.5g、食前3回）を併用し、血清クレアチニンを約10年間5mg/dl以下に維持できた（図2-1）。

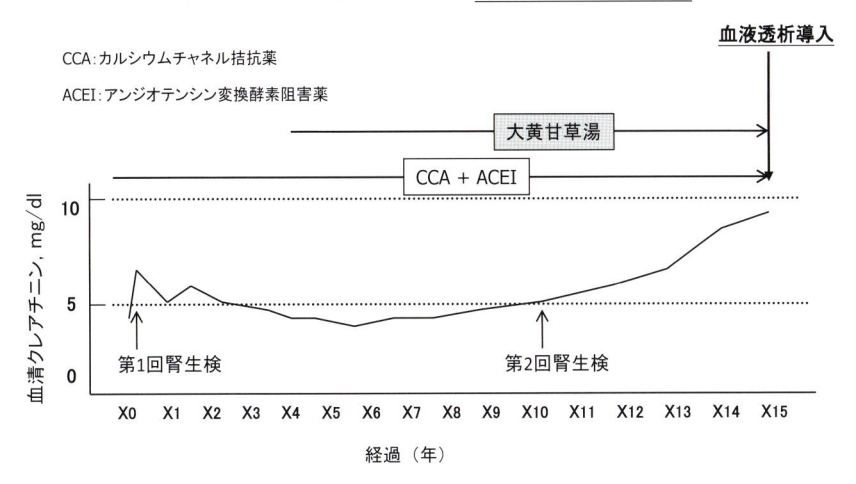

症例2-1：55歳、男性　診断：高血圧症、慢性腎不全

図2-1　臨床経過

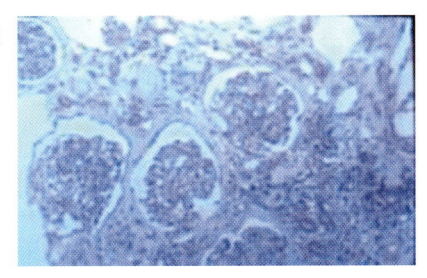

第1回腎生検

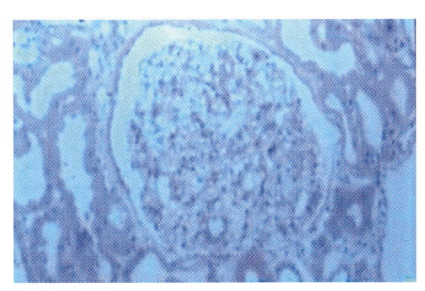

第2回腎生検

図2-2　腎生検の比較

　第1回と10年後の第2回腎生検所見を図2-2に示す。第1回腎生検では糸球体の多くは虚脱し硬化性変化がみられ、一方尿細管には萎縮や一部代償性肥大などがあり、間質には高度な炎症性細胞浸潤が観察された。第2回腎生検では残存糸球体が散見され、それらは初回に比べて直径で2～3倍に肥大しており、また尿細管も同様で、残存ネフロンによる代償機能がフルに

発揮されている所見であった。その後血清クレアチニンが徐々に上昇し、5年後には透析導入に至った。なお、この患者さんは数年後に妻からの生体腎移植を受けて通常勤務に復帰された。

大黄甘草湯は漢方領域では便秘改善薬として重宝されているが、一方、腎不全では排便を円滑にし、体内に蓄積されている尿毒物質を体外に排泄させることで尿毒症状を軽減し、保存期腎不全の期間をより長期化させると推察されている。私はこの症例を経験して、漢方薬は腎臓病に有効ではないかと肯定的に捉えるようになった。

大黄甘草湯（出典：『金匱要略』）
　方　　意：裏の実証による便秘・食欲不振等のあるもの。
　構成生薬：大黄4.0g、甘草2.0g
　　　　　　中村謙介「和漢薬方意辞典」（緑書房、2004）より抜粋。

２）八味地黄丸

八味地黄丸が慢性腎臓病の腎機能改善に効果があるという報告があり、数名の患者さんに投与して、その効果を検討した。

症例2-2は75歳の男性で、高血圧症、2型糖尿病、慢性腎炎などで腎機能が徐々に悪化してきた。西洋薬に加えて、八味地黄丸エキス顆粒（7.5g、食前3回）を開始した。血清クレアチニンの上昇はかなりプラトーであったが、これが漢方薬の効果かどうかは判然としなかった（図2-3）。

そこで、慢性腎不全の4症例に同量の八味地黄丸を投与し、3年間の血清クレアチニンの推移を観察した。前値と投与開始後1、2、3年時の比較では有意な上昇は認められなかったので、漢方薬の有

症例2-2：75歳、男性　　診断：高血圧症、糖尿病、慢性腎不全

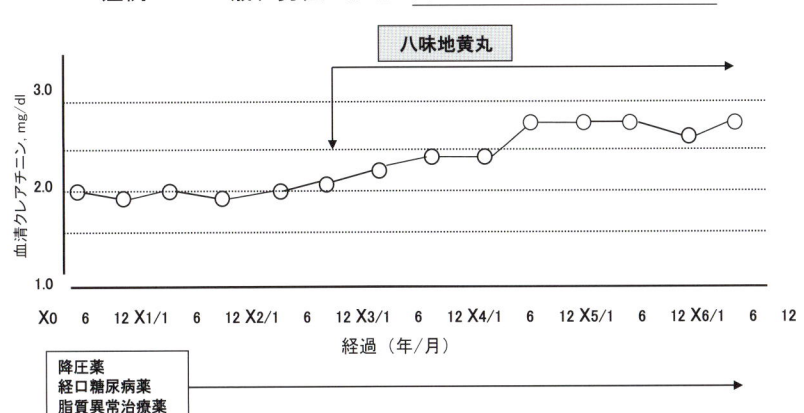

図2-3　慢性腎不全と八味地黄丸

効性が示唆された（図2-4）。しかしながら、慢性腎不全では原因疾患によってその進行度に差があるので、八味地黄丸の有効性をより正確に検証するには基礎疾患別での効果判定が必要である。

慢性腎不全と八味地黄丸

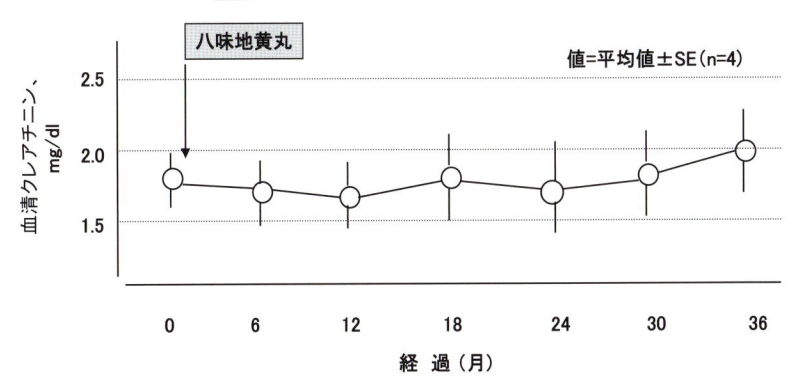

図2-4　八味地黄丸の4症例

八味丸（出典：『金匱要略』）
　方　　意：腎の虚証による臍下不仁・夜間頻尿等のあるもの。しばしば燥
　　　　　　証による口渇・兎糞状便秘等と、水毒による浮腫・手足冷等と、
　　　　　　時に気の上衝、血証を伴う。
　構成生薬：熟地黄6.0g、山茱萸3.5g、山薬3.0g、沢瀉3.0g、茯苓3.0g、牡丹
　　　　　　皮3.0g、桂皮1.0g、附子0.5g
　　　　　　　　中村謙介「和漢薬方意辞典」（緑書房、2004）より抜粋。
　（注）八味丸と八味地黄丸は構成生薬は同様である。

3）真武湯と人参湯の合方

　前2症例はともに日本漢方医学的診断、すなわち「証」に対して定型的な方剤を投与した（「方証相対」）。単純な風邪や消化器症状などに対しては、このような既定対応が有効であるが、患者の所見や症状が複雑化すると、それらを弁証（鑑別）し、それに基づいて方剤を決めること（論治）、すなわち弁証論治が必要である（図2-5）。従来の日本漢方の盲点はこのような弁証論治ができないこと

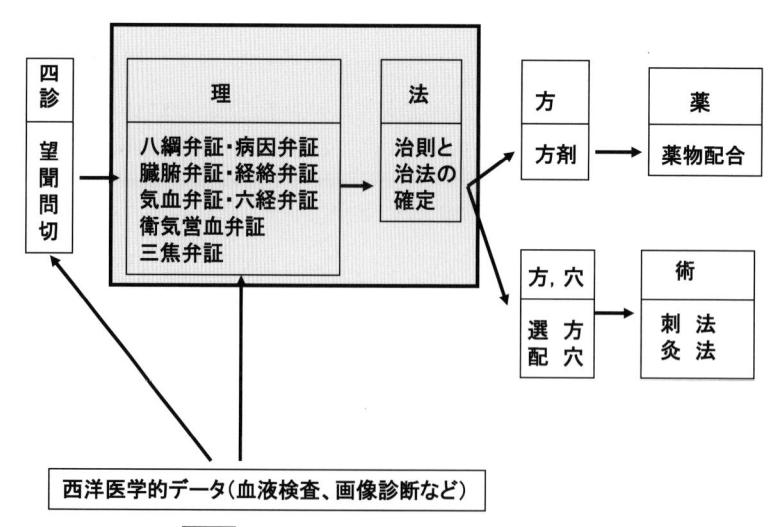

図2-5　中医学の弁証論治のフローチャート

で、その修得には中医学の学習が必要である。

　中医学を手がけた頃に私なりに弁証論治を行った症例を提示する。

症例2-3：71歳、男性

　診断：1）慢性腎不全（#2による）、2）高血圧症

　X0年6月、近医にて軽度腎機能低下（血清クレアチニン1.7mg/dl、血中尿素窒素43.4mg/dl）を指摘された。X4年3月には血圧が182/78mmHg、血清クレアチニン2.6mg/dl、血中尿素窒素57mg/dlと腎機能が増悪したため、病院に入院し食事指導と薬物治療を受けた。その間、食欲低下や下痢、血圧低下などで体調が不良となり、腎機能がさらに悪化した。地元で治療に専念したいという希望もあり、同年7月に当院を紹介された。外来時、血清クレアチニン3.0mg/dl、血中尿素窒素60.0mg/dl、ヘマトクリット30％であった。全身倦怠感および脱力感があり、また食欲不振で数ヶ月以来下痢が持続していた。顔面は蒼白で、脈は微弱。夏にもかかわらず、寒がりで四肢の冷えがあり、頻尿であった。足腰は軟弱で下肢には軽度の浮腫がみられた。以上の症状と所見から、脾腎陽虚証と弁証し、治法として温腎扶脾化気利水として、真武湯と人参湯のエキス顆粒をそれぞれ3.25gずつを1日分として合方し、毎食前投与とした。臨床経過を図2-6に示す。

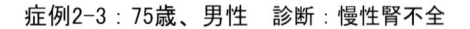

症例2-3：75歳、男性　診断：慢性腎不全

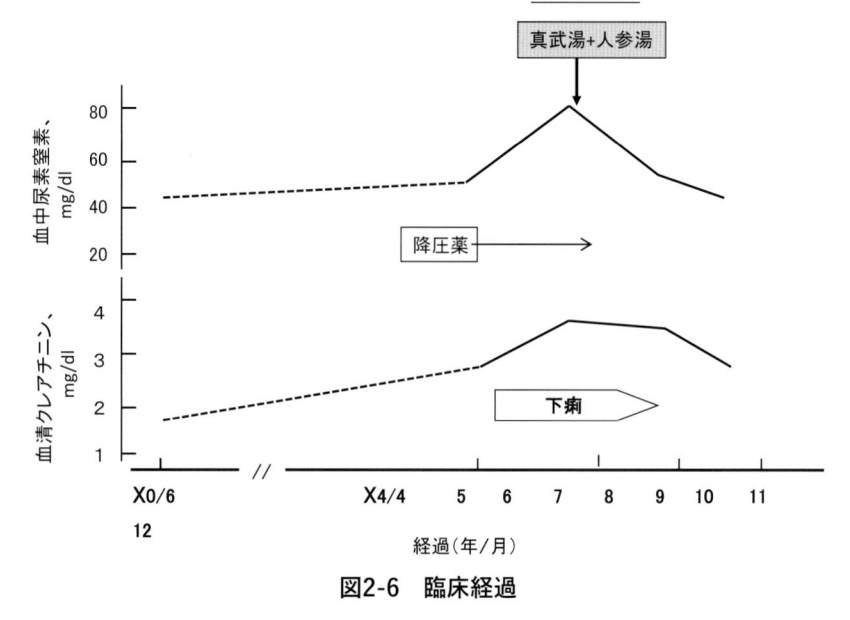

図2-6　臨床経過

　漢方治療によって食欲が増進し、また下痢も消失して倦怠感がとれ全身状態は著しく改善した。数年後には血液透析に至ったものの、このような漢方治療によって全身状態を悪化させることはなく、透析導入を遅らせることができた。

真武湯（出典：『傷寒論』）
　方　　意：裏の水毒による下痢・尿不利等と、裏の水毒の動揺による目眩・心悸亢進等と、虚証・寒証による疲労倦怠感・手足冷・寒がり等のあるもの。時に表の寒証を伴う。（少陰病、虚証）
　構成生薬：茯苓6.0g、芍薬6.0g、白朮4.0g、生姜1.5g、附子0.5g

人参湯（出典：『傷寒論』）
　方　　意：脾胃の虚証・脾胃の水毒による食欲不振・心下痞硬・下痢・喜唾等と、寒証による顔色不良・手足冷・腹部冷感等のあるもの。時に水毒および血証を伴う。（太陽病、虚証）
　構成生薬：人参3.0g、白朮3.0g、甘草3.0g、乾姜3.0g

中村謙介「和漢薬方意辞典」（緑書房、2004）より抜粋。

2．湯液治療（生薬の煎じ治療）

1）黄耆などによる薬疹とその対策

　慢性腎不全の進行抑制には、漢方エキス製剤でもある程度は期待できることが分かってきたが、さらに漢方治療の有効性を高めるには病態（「証」）を考察した生薬（漢方薬の原材料）の配合が必要ではないかと考えるようになった。

　そこで、現代中医腎臓病学のテキストの原典をできるだけ検索した。これらは西洋腎臓病学と中医学を折衷した中西医結合であり、その点理解し易さはあったが、腎臓病に対する中医学的コンセンサスはまだ統一されていないことが明らかになった。一方、使用される生薬の種類や容量などはわが国の保険診療の範囲内で実用化することは不可能であった。

　そこで、私は慢性腎不全の中医学的治療をオッカムの剃刀よろしく大鉈を振ってできるだけ単純化することを試みた。

　慢性腎不全ではベースに脾腎両虚があり、水湿や湿濁が蓄積する。一方、久病入絡といって慢性病では循環障害、すなわち瘀血が併存し、水瘀互結または脈絡瘀阻になる。これらがいわば三位一体となって悪循環を形成し、腎不全が進行することになる。このようなスキーマを想定すると、どのような生薬で対処するのかが明白になってくる。腎疾患の初期には腎気虚および腎陰虚があり、補腎薬で構成される六味丸などが基本になる。さらに臨床症状や所見を懸案しながら、消化器系を補強するために補気健脾薬や活血化瘀薬、さらに浮腫などがあれば利水薬を加える。また、便秘などがあると尿毒物質が蓄積しやすくなり、さらに腎不全を増悪させるので、大黄などの生薬を配合する。あくまでも私案であるが、以上の骨子を図

2-7に要約した。

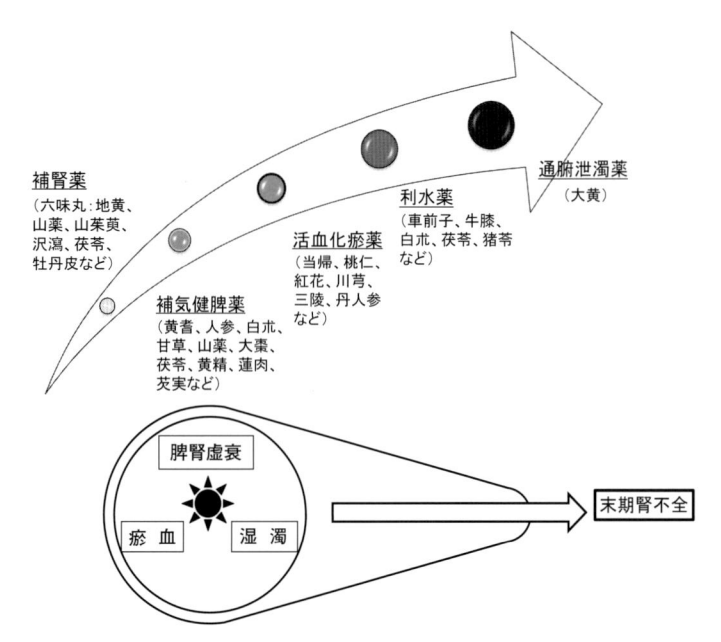

図2-7　中医学的慢性腎不全治療のパラダイム（私案）

参考にした中医学書をいくつか列挙する。

1．沈慶法　主編：中医腎臓病学、上海中医薬大学出版社、上海、2008
2．何立群　編：腎臓病中医弁治新探．人民衛生出版社、北京、2009
3．李亜平総主編：古今中医腎病弁治精要．人民軍医出版社、北京、2010
4．朱世増　主編：近代名老中医経験集—時振声論腎病．上海中医薬大学出版社、上海、2008
5．于俊生　編著：腎臓病経方論治．人民衛生出版社、北京、2007
6．冷偉　主編：大国医経典医案注解—腎病．中国医薬科技出版社、北京、2016
7．朱世増主編：近代名老中医経験集—邹云翔論腎病．上海中医薬大学出版社、上海、2008

　ところで、このような中医腎臓病学を調べている時に、日本から、黄耆を中心としたごく少数の生薬で、腎機能が改善するという報告

がみられた（灰本元：『漢方の臨床』、2005）ので、中医学的な煩雑な弁治は取りあえず脇に置いて、私もまず単純化した黄耆方剤を数例の患者さんに試みた。

①症例2-2-1：79歳、男性

診断：1）慢性腎不全、2）高血圧症、3）高尿酸血症

数十年にわたって、高血圧症と高尿酸血症で加療していたが、徐々に血清クレアチニンが上昇してきた。そこで、X_1年6月から黄耆、茅根、十薬による湯液治療を開始したところ、血清クレアチニンは明らかに低下した。しかしながら、3ヶ月後位から口唇にびらんや下肢に乾癬様皮疹が出現するようになった（図2-8）。

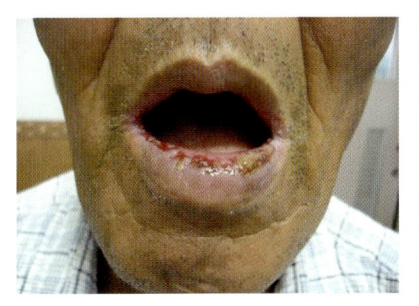 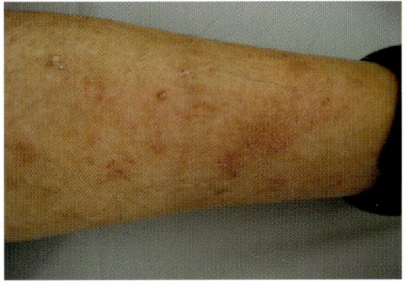

図2-8　湯液による薬疹

（注）湯液は原則として生薬にそれらの総量の20倍の水を加えて、30〜40分間煎じる。煎じ液を2回朝夕分服する。

湯液による薬疹と考え、中止したところ皮膚粘膜病変は改善し、その後生薬構成を変更した。臨床経過を図2-9に示す。実は、この患者さんと同時期に数例の患者さんにも同様の湯液治療を施行していたが、腎機能は改善するものの、やはり同様の皮膚粘膜病変が生じており、薬疹であることを確信した。そこで、そのような薬疹発現の機序について私なりに検討してみた。黄耆、茅根、十薬はともに利尿作用があり皮膚や粘膜を乾燥させる。薬性として黄耆は温性であるのに対して、後2者はむしろ寒性であるが、黄耆をより多く使用しているために全体としては温性になる。一方、慢性腎不全患者は腎性貧血があり皮膚は栄養不良で乾燥している。また、黄耆には「気」の促進作用があり、これらが相乗して「血虚風熱」といった、

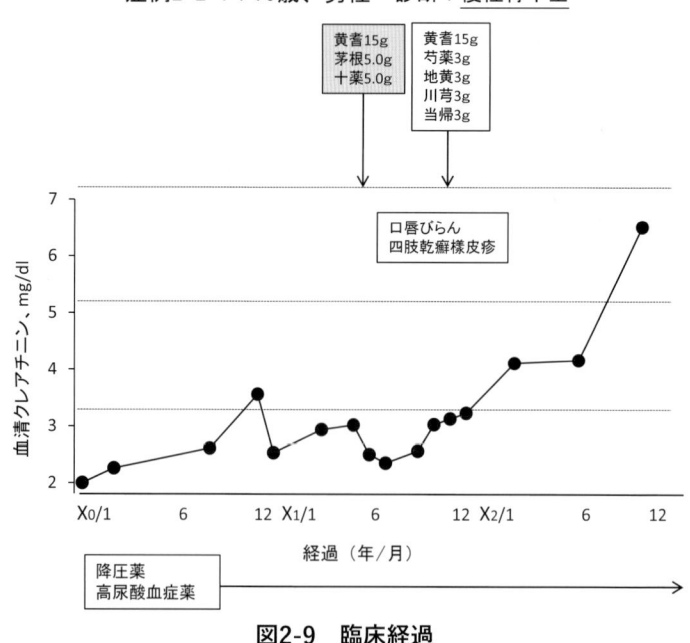

図2-9　臨床経過

いわばフェーン現象が誘発されて、皮膚の乾皮様皮疹および口唇・口腔粘膜にびらんが誘発されるのではないかと考察した（図2-10）。

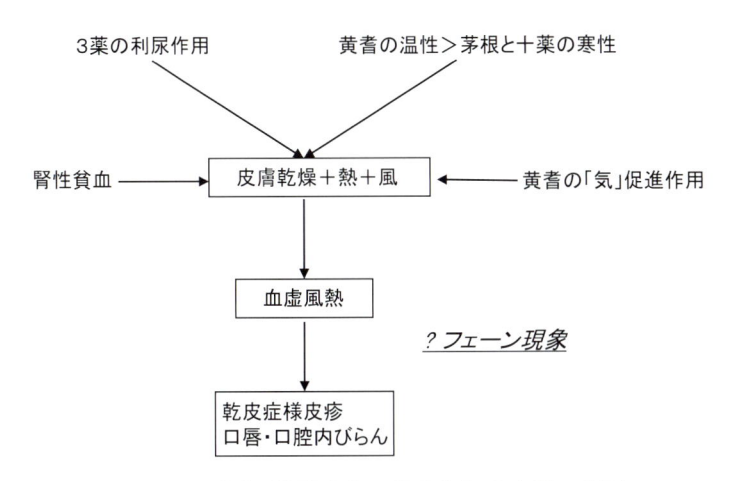

図2-10　皮膚・粘膜病変の想定される病機・病因

②症例2-2-2：46歳、男性

　先の症例とほぼ同時期に同様の湯液で治療していた症例を図2-11に提示する。この症例も、血清クレアチニンは低下したが、やはり、程度の差こそあれ口腔粘膜や皮膚にびらんや乾皮様皮疹が出現したため、中止した。その後、他の生薬に変更したところそのような副作用を回避でき、おそらく、透析導入を１年は延長できたと思われた。

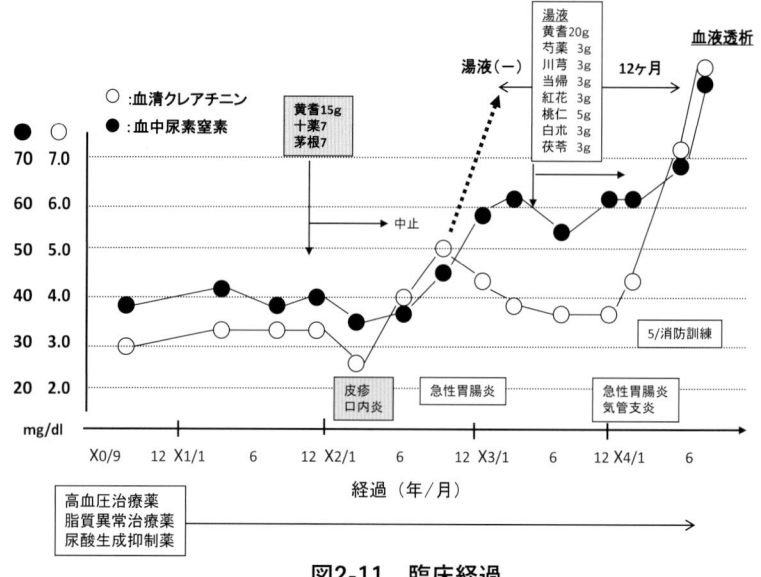

症例2-2-2：46歳、男性　診断：IgA腎症

図2-11　臨床経過

2）参耆地黄湯

　ところで、黄耆の腎機能改善作用を堅持しつつ、そのような薬疹を回避するにはどのような生薬構成にすればよいのか、という命題が私をとらえた。答えは容易に見つからず、しばらく試行錯誤が続いた。

　先ほどの中医腎臓病学のテキストなどで黄耆を中心に腎臓病に好個な生薬構成の方剤はないかとひたすらサーベイしたところ、みいだした。大袈裟な表現になるが、それはまさに邂逅といってよかった。すなわち、参耆地黄湯である。それまでもこの方剤を目にすることはあったが、他の方剤と全く同じモノクロであったものが、今回はまさに私の理想型として燦然と眼前に現れたのだった。

　参耆地黄湯の構成生薬を次ページに示す。幾世紀にもわたって継

承されている方剤は数知れない治験を重ねており、全幅とはいかなくてもある程度の安定感はある。私なりに解釈すると、黄耆の陽性のベクトルを六味丸という陰性のベクトルでバランスをとることで、お互いに両者の持ち味を発揮することになる。六味丸は補腎薬と位置づけられており、古来小児の妙薬として重宝されてきたが、西洋医学的には男性ホルモン的作用を有するといわれている。そうだとすれば参耆地黄湯は、黄耆による腎機能改善作用にステロイドを若干加味した合剤といえよう。

第2章

> **参耆地黄湯**
> 構成生薬：黄耆
> 　　　　　人参
> 　　　　　＋六味丸（山薬、茯苓、熟地黄、山茱萸、沢瀉、牡丹皮）

参耆地黄湯の構成生薬の薬理作用を表2-1にまとめた。

表2-1　参耆地黄湯の構成生薬の薬理作用

	薬理作用（主に腎臓に関する）
人参	血圧下降、RBC増加、血液凝固抑制、抗炎症、腎不全改善など
黄耆	免疫賦活、血圧下降、末梢血管拡張、利尿、抗炎症・抗アレルギーなど
山薬	血糖下降、抗炎症、男性ホルモン増強など
茯苓	利尿、抗炎症、免疫賦活、腎障害改善、血液凝固抑制など
熟地黄	血糖下降、利尿、血管収縮抑制、RBC変形能亢進、血液凝固抑制など
山茱萸	利尿、抗アレルギー、免疫賦活、脂質過酸化抑制など
沢瀉	利尿、動脈収縮抑制、血液凝固抑制、尿路結石形成抑制など
牡丹皮	利尿、抗炎症、免疫賦活、血小板凝集抑制、血糖降下など

菅谷英一ほか「漢方の新しい理解と展望」（学建書院、2001）より抜粋。

このような薬理作用を総合すると、腎機能改善、血流増加、抗炎症作用、利尿作用など腎臓病に対する周到な全方位的合剤とでも言えそうである。なお、参耆地黄湯の原典は私の調べる範囲内では不明であった。この構成生薬は、患者さんの体重や腎機能などを考慮に入れて、通常1日量として黄耆5〜10g、人参5〜10g、六味丸の各生薬はそれぞれ3g前後を用いて、これで湯液治療を行った。

　参耆地黄湯を投与した代表的な3症例を提示する。

③症例2-2-3：78歳、慢性腎不全

　慢性腎不全CKDステージ4の78歳の男性。腎不全が徐々に進行してきたため、X3年2月から湯液治療を開始した。この症例では皮膚粘膜病変は発現しなかったが、参耆地黄湯に変更して血清クレアチニンがほぼ4.0mg/dlで推移していた（図2-12）。

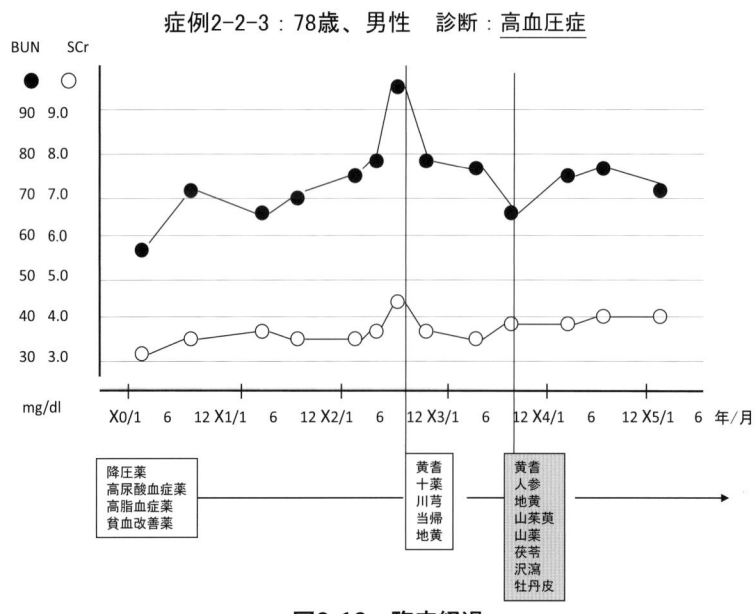

図2-12　臨床経過

④症例2-2-4、78歳、男性

　高血圧症で加療していたが、血清クレアチニンが上昇してきたので、1.3mg/dlを超えた時点で参耆地黄湯を開始した。その後、血清クレアチニンは下降し、1.0mg/dl前後を推移するようになった（図2-13）。

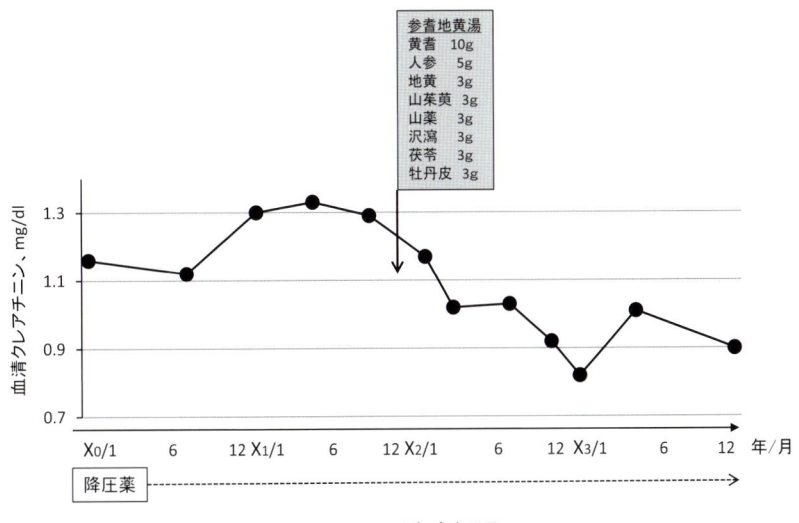

図2-13　臨床経過

⑤症例2-2-5：70歳、男性

　慢性間質性腎炎による腎不全で他院で加療されていたが、漢方治療を希望して、当院を紹介された。早速、参耆地黄湯による治療を開始した。約7年後には、腹膜透析に至ったが、長年にわたり、保存療法が可能であった。

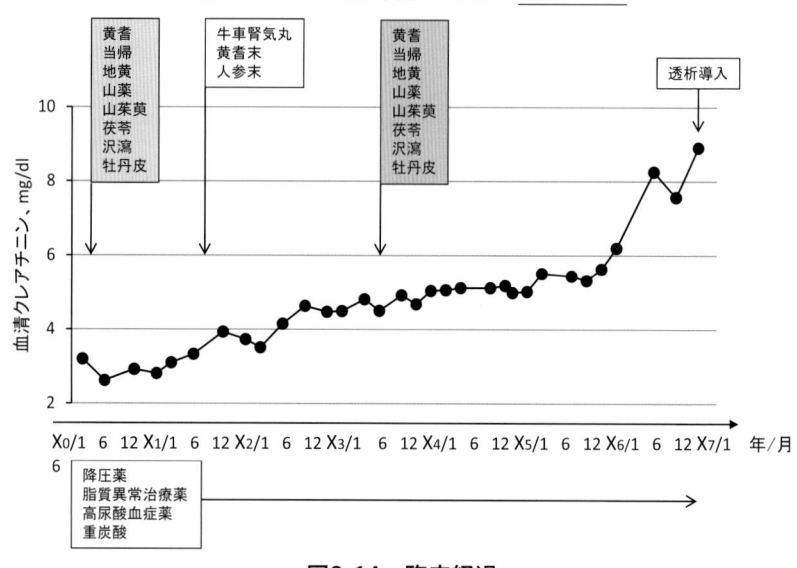

図2-14　臨床経過

　上記の症例などから、参耆地黄湯にはかなり進行した腎不全でも、また、より早期の腎不全でも皮膚病変などの副作用はなく腎機能改善効果があることが明らかになった。

　慢性腎不全では中医学的な弁証論治は勿論有効なツールであるが、一方、これに拘泥することなく、まず、参耆地黄湯をstandard recipeと位置づけるのが上策ではないかと私は考えている。

　ネフローゼ症候群の診断基準としては、1973年に作成されたものが現在でも継承されている。すなわち、1）尿蛋白量：1日3.5g以上、2）血清総蛋白：6.0g/dl以下、血清アルブミン：3.0g/dl以下、3）浮腫、4）血清総コレステロール：250mg/dl以上で、上記1）、2）は診断に必須条件であるが、3）、4）は必須ではないとされている。一方、小児では年齢によってそれぞれの数値が設定されている。原発性ネフローゼ症候群は腎生検によって、微小変化型、巣状分節性糸球体硬化症、膜性腎症、膜性増殖性糸球体腎炎などの病理型に分類されている。このうち、膜性増殖性糸球体腎炎型は現在なお有効な治療法がなく難治性である。

　私は学童期に発症した膜性増殖性糸球体腎炎型ネフローゼ症候群で、ステロイド剤や免疫抑制薬、抗血小板薬、抗凝固薬などの併用にもかかわらず、不完全寛解止まりで、減量過程で再発を反復する2例を経験した。これらの症例に対しても従来的な治療法を行っていたが、やはり体重増加や精神異常などのステロイド剤の副作用が顕著になり、患者にも西洋薬に対する拒否感が増幅されてきた。そこで、漢方治療に何とか活路をみいだしたいということで、日本の漢方書を検索したが、それらの中には満足すべき方剤は見あたらなかった。そこで、中国の伝統医学である中医学に方向転換した。これは日本漢方の「方証相対」に対して、「弁証論治」を骨子とする医学である。すなわち、患者の病状を望聞問切で把握して、その背景となる病態（「証」）を見極めて（弁証）、それぞれに見合った生薬を選別して煎じ液を作るという論理的な治療方法である（P12、図2-5）。さて、中医学ではネフローゼ症候群に必発する浮腫をどの

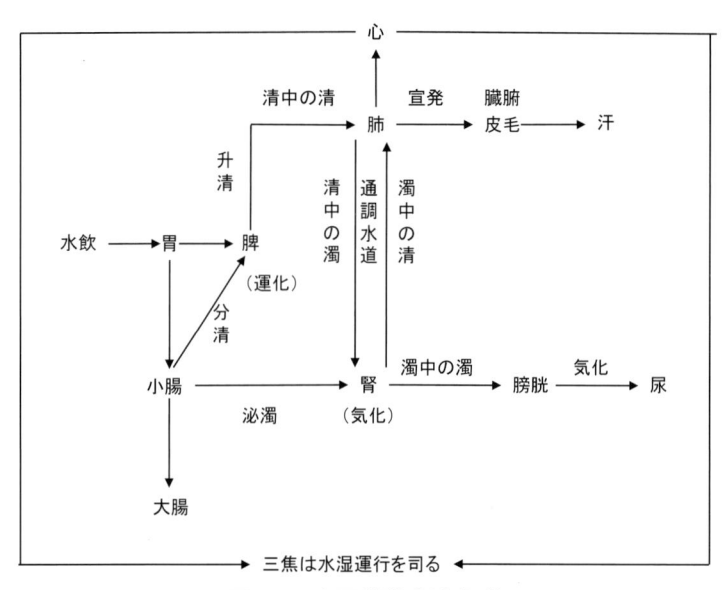

図3-1　中医学的水液代謝

ように理解しているのだろうか。中医学における水液代謝を図3-1に示す。すなわち、水液代謝には肺、脾（これは解剖学的な脾臓ではなく、あくまでも中医学的認識で消化器全体を包括した概念といえる）、腎の3つの臓器が中心的役割を果たしている。従って、これらのどの臓器障害があっても水液代謝の異常が起こるので、浮腫の治療では腎のみならず、他の臓器に対する配慮が必要である。特に、脾は水の出納に極めて重要な位置を占めているので、浮腫対策では脾に対する生薬を重視することがポイントである。

　一方、低蛋白血症についてはどう理解するのか。これは基本的に2つある。すなわち、1）「腎虚封蔵失職、腎不蔵精、則精微物質外泄」。これは腎機能不全によって精微物質（アルブミン）を保持することが出来なくなり、尿中に排泄されてしまうということである。2）「脾虚運化失司、清陽不昇、水穀精微下泄」。すなわち、脾の機能不

全によって消化吸収が妨げられ、栄養物質が吸収されず、水穀精微（含蛋白質）が便中に排泄されてしまう。このように腎と脾が障害される結果として、血中の精微物質が低下する（低蛋白血症）と考える。そうすると、「健脾固腎」、すなわち、脾を健全化すると同時に腎の機能を強化し精微物質の漏れを防ぐための生薬の選択が必須になる。

　小児期発症の膜性増殖性糸球体腎炎型ネフローゼ症候群の2例を提示する。

1．ステロイド剤離脱に湯液治療

①症例3-1：41歳、男性

　12歳時にネフローゼ症候群を発症した。腎生検で膜性増殖性糸球体腎炎型と診断された。ステロイド剤、免疫抑制薬、抗凝固薬などで治療されていたが、再発を繰り返し完全寛解には至らなかった。成人となり、内科で継続治療になった。X_0年3月に全身浮腫と蛋白尿増加があり、ネフローゼ症候群の再発として入院した。一日蛋白尿5.7g、血清総蛋白3.8g/dl、血清アルブミン2.1g/dl、内因性クレアチニンクリアランス110ml/min。腎生検で当初の病型が確認された。ステロイドパルス療法後にプレドニゾロン、サイクロフォスファミド、ジピリダモール、ワーファリンによるカクテル療法を施行したところ、尿蛋白が減少し、血清アルブミンが3.1g/dlと改善がみられたので11月末から外来加療になった。その後のほぼ16年間の臨床経過を図3-2に示す。

　カクテル療法の漸減過程で血清アルブミンが低下してきたが、ステロイド剤で頭痛、イライラ、不眠などの症状が目立つようになっ

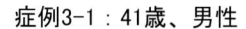

症例3-1 : 41歳、男性

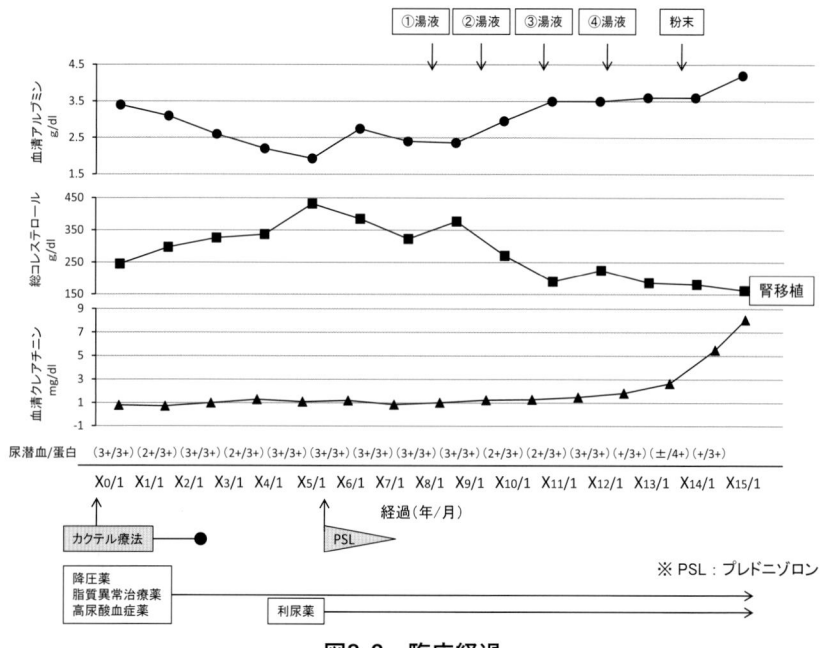

図3-2　臨床経過

　たため、中止せざるを得なかった。しかしながら、血清アルブミンが2.0g/dl以下になり、下腿浮腫が顕著になり、頭の中がポチャポチャするなどの症状が出現してきたため、再びステロイド剤を投与した。アルブミンは2.5g/dlを超えるようになったが、やはり先述と同様の副作用が生じ、患者さん自身もステロイド治療を拒否するようになった。

　そこで、中医学的なアプローチ、すなわち、弁証論治をすることでこの状況に対応することを考えた。最初は単純に蛋白尿改善と消化管での水分調整それに駆血薬など（図3-3、①湯液）の生薬による湯液治療を開始したが、効果がみられないために、さらに踏み込んで病態の弁証を行い、これに基づいてこの患者さんの生薬構成を

考察した。この湯液（図3-3、②湯液）を開始したところ、しばらくは効果はみられなかったが、６ヶ月後から血清アルブミンが上昇し、3.0g/dlを超えるようになり、全身倦怠感、浮腫は消失し、頭重感も感じられなくなり、とても体調がよくなってきた。その後、構成生薬の種類と量を減少した（図3-3、③湯液）。血清アルブミンは3.5g/dl前後で推移していたが、血清クレアチニンが上昇してきたため、腎機能を改善するために再び黄耆を増量し生薬構成を変更した（図3-3、④湯液）が、効果はみられないため、エキス剤と粉末との合剤にした（図3-3、生薬粉末）。その後、さらに腎機能低下が進行し、透析導入になったが、数ヶ月後に父親からの生体腎移植を受けて、元気に社会復帰した。

　この症例は、最終的には末期腎不全に至ったが、ステロイド剤の中止後、湯液治療によって血清アルブミンが約５年間ほぼ正常域まで回復し、他の検査値も正常化し、他の西洋薬剤を減量ないしは廃薬することができ、そしてステロイド治療による副作用が回避できたことは何より患者さんにとってメリットであった。なお、検尿所見では蛋白や潜血はほとんど改善されることはなかったことから、湯液治療では腎臓に対する直接作用よりは、むしろ消化器系、特に

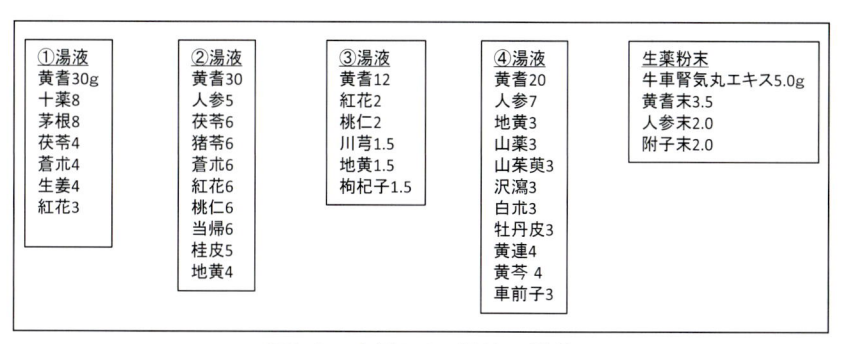

図3-3　症例2-1の湯液の推移

肝臓でのアルブミン合成を促進してネフローゼ症候群の是正に寄与している可能性がある。膜性増殖性糸球体腎炎型によるネフローゼ症候群は10年で半数近くが腎死に至ることを考慮すれば、今回行った湯液治療は患者さんの生活の質を向上させたのみならず保存期を延ばしたといえるであろう。

2．ステロイド剤離脱に補腎湯が奏効

②症例3-2：42歳、女性

12歳時にネフローゼ症候群を発症した。腎生検で膜性増殖性糸球体腎炎型と診断され、ステロイド剤や免疫抑制薬など加療されていたが、完全寛解には至らず、成人後、内科で継続治療になった。X_0年10月初旬に感冒罹患後、全身浮腫と蛋白尿が増加したため、ネフローゼ症候群の増悪として入院した。一日尿蛋白4.4g、内因性クレアチニンクリアランス110ml/min、血清総蛋白3.5g/dl、血清アルブミン2.0g/dl。腎生検では同一の病理型であることが確認された。ステロイドパルス治療後に、プレドニゾロン、サイクロフォスファミド、ワーファリン、ジピリダモールの4剤によるカクテル療法を施行した。その後、検尿異常は持続するものの、血清アルブミンは3.0g/dlとなり、浮腫などの全身状態が軽快したため12月末に退院した。その後の当院外来での約20年間の臨床経過を図3-4に示す。しばらくはカクテル療法で、臨床症状や検査値は比較的安定していたが、体重増加が目立つようになり、患者さんの強い意向もあり、ステロイド剤は減量せざるを得なかった。それにともなって血清アルブミンは低下し、時には2.0g/dl以下になることもあった。ステロイド剤増量の同意を得ることは困難であり、そこで生薬の煎

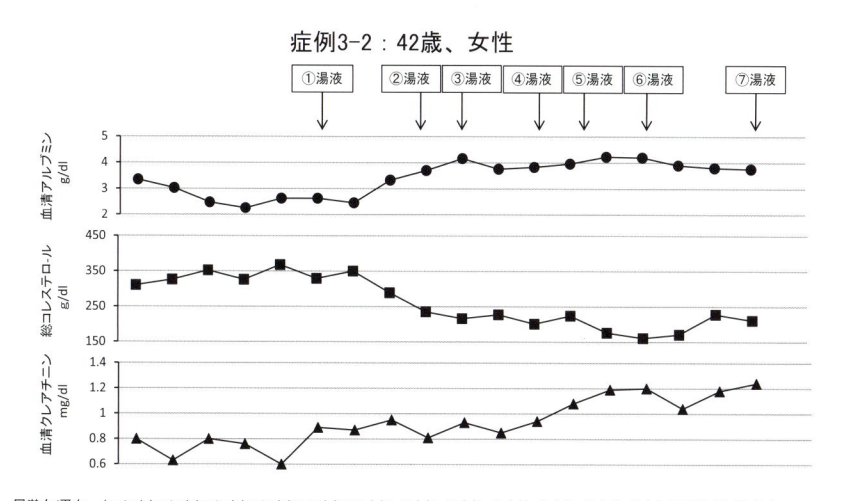

症例3-2：42歳、女性

図3-4　臨床経過

補腎湯 （出典「当代名医親献秘方」）
組成： 党参　　10g
白朮　　10g
陳皮　　 5g
茯苓　　10g
熟地　　10g
山茱萸　10g
肉桂　　 3g
生黄耆　15g
車前子　15g
沢瀉　　 6g
熟附子　 3g
枸杞子　12g
山薬　　10g
用法： 毎日1剤、水煎2回早晩服

何春水、柳弓田主編。北京、学苑出版社、2010。
内科方の泌尿系統疾病用方に収載された
「方62補腎湯」（靖雨珍献方）である。

図3-5　補腎湯の構成生薬

じによる湯液治療を開始した。この症例には『当代名医親献秘方』に記載されている補腎湯を用いた（図3-5）。本剤は13種類の生薬から構成されている。それぞれの生薬の中医学的薬効を図3-6に記載したが、スペクトラムとしては脾腎両虚証を改善するという方向である。さらに、表3-1にそれぞれの生薬の薬理作用を要約した。総和的にはこのような生薬は腎血管

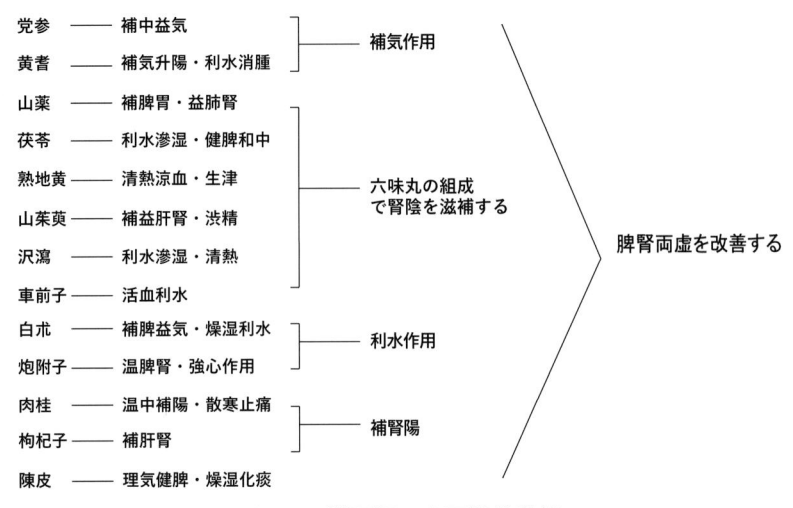

補腎湯（『当代名医親献秘方』）

図3-6　補腎湯の中医学的効能

を拡張し、血液凝固抑制、利尿作用、抗炎症作用などがあり、腎に対する治療薬としての内容を充分具備しているといえる。この補腎湯による治療開始6ヶ月後くらいから血清アルブミンが3.0g/dlを超えるようになり、一方それとは鏡像的に高脂血症の改善もみられ、脂質異常治療薬を減ずることができた。また同時に、利尿薬などの他の薬剤も減量ないしは廃薬することができた。次第に血清アルブミンが4.0g/dl前後まで上昇するようになり、浮腫は消失し、全身状態は著しく改善してきたので、補腎湯の生薬量を逐次減量し、また血清クレアチニンが徐々に上昇していることを考慮しながらその構成も調整している（図3-7）。膜性増殖性糸球体腎炎型ネフローゼ症候群でステロイド剤や免疫抑制薬などを投与することなく、湯液治療で、10数年間良好な経過維持をしている症例は極めて稀有ではないかと考えている。興味深いことに、この症例では湯液治療後の

表3-1　構成生薬の薬理作用（主に腎に関連しているもの）

生薬名	薬理作用
党参	血液凝固抑制作用、赤血球数増加、抗炎症、免疫賦活作用等
黄耆	末梢血管拡張、血圧下降、免疫賦活作用等
山薬	血糖下降、抗炎症等
茯苓	利尿、抗炎症、免疫賦活、血液凝固抑制、腎障害改善作用等
熟地黄	利尿、線溶系活性化、血管収縮抑制、赤血球変形能亢進、造血作用等
山茱萸	利尿、免疫賦活、脂質過酸化抑制等
沢瀉	利尿、動脈収縮抑制、コレステロール血症改善、尿路結石形成抑制作用等
車前子	利尿、免疫賦活作用等
白朮	利尿、血糖降下、抗炎症、血液凝固抑制、毛細血管透過性抑制作用等
炮附子	血管拡張、抗炎症、腎機能改善、肝蛋白質生合成促進、抗酸化作用等
肉桂	末梢血管拡張、血液凝固抑制、活性酸素生成抑制作用等
枸杞子	血圧下降、抗動脈硬化作用等
陳皮	抗炎症、抗アレルギー作用等

菅谷英一ほか「漢方の新しい理解と展望」（学建書院、2001）より抜粋。

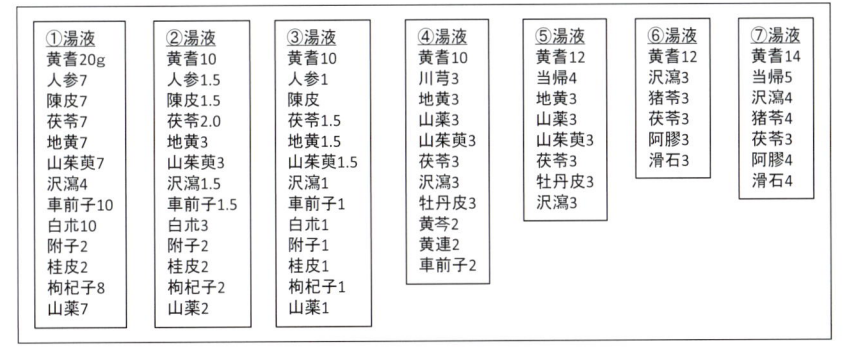

図3-7　湯液のプロフィール

検尿では潜血は消失しつつあるものの、蛋白はやはり持続していた。

　このような齟齬をどう解釈するのかは容易ではないが、湯液治療が糸球体基底膜の修復にある程度は関与しているのではないかと推察される。目下、腎機能をより長期に保持するにはどのような生薬構成がよいのか検討している。

　かつて柴苓湯による慢性腎炎の二重盲検法が行われ、その有効性が示されたが、その後、積極的な漢方治療はほとんど施行されることはなかった。その理由としてIgA腎症を含む慢性腎炎の病態解析がめざましく進展し、それにともなって西洋医学的な治療法が進歩したことなどがあげられる。実際、近年IgA腎症に対する扁桃腺摘出術＋ステロイド療法は一定の実績を上げていることなどもあり、漢方治療の位置づけについてはむしろ消極的ですらあった。

　ところで、漢方医学的には糸球体病変をどう理解するのか。私なりにそれを模式化すると、糸球体循環障害は血瘀であり、また同時に血流低下、すなわち血虚があり、さらに気の流れの停滞、すなわち、気滞が３大病機であることが示唆される（図4-1）。なお、望診

糸球体病変のスキーマ

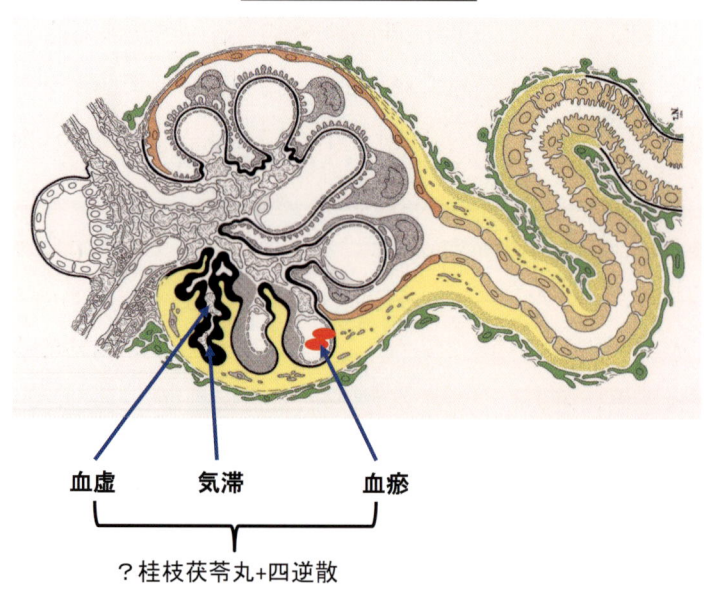

血虚　　気滞　　血瘀

？桂枝茯苓丸+四逆散

図4-1　糸球体病変の漢方医学的病機（私案）

などで得られる証をmacroの証とすると、このような顕微鏡的に認識されるものは、いわばmicroの証といえよう。そこで前２者には桂枝茯苓丸を、後者には四逆散を合方することである程度対処できるのではないかと考えた。そのような症例を提示する。

１．IgA腎症と漢方エキス顆粒

①症例4-1：31歳、男

病歴：X_0年の夏に検尿異常（潜血３＋、蛋白３＋）がみつかり、当院を受診した。腎機能は正常。当初、ステロイド剤投与を行ったところ、検尿所見は改善されてきたが、減量中に増悪したため、腎生検を施行した。IgA腎症と診断され、再度ステロイド治療を開始した。次第に検尿所見が改善されてきたが、やはり減量過程で検尿異常が再発したため、三度ステロイド剤を増量し、今回は減量中に四逆散エキス顆粒（7.5g、食前３回）と桂枝茯苓丸エキス顆粒（7.5g、食前３回）を併用し、検尿所見が陰性化してきたので、ステロイド剤を廃薬できた。以後、漢方薬のみにて、検尿異常は見られなかった（図4-2）。

　IgA腎症では漢方薬のエキス剤のみで検尿異常が正常化することはあまり期待できないが、単独あるいは合方によってステロイド剤の減量および離脱を円滑にする可能性が示唆される。同様の症例を数名経験している。

症例4-1：31歳、男性　診断：IgA腎症

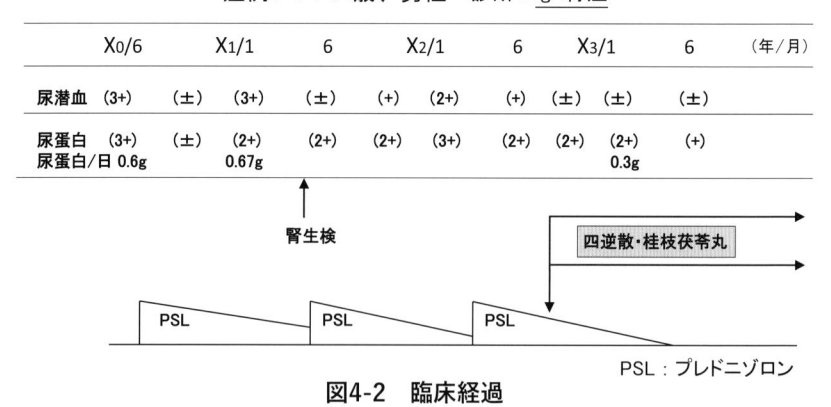

	X0/6	X1/1	6	X2/1	6	X3/1	6	（年／月）
尿潜血	(3+)	(±)	(3+)	(±)	(+)	(2+)	(+)	(±)	(±)	(±)
尿蛋白	(3+)	(±)	(2+)	(2+)	(2+)	(3+)	(2+)	(2+)	(2+)	(+)
尿蛋白/日	0.6g		0.67g						0.3g	

腎生検

四逆散・桂枝茯苓丸

PSL　　PSL　　PSL

PSL：プレドニゾロン

図4-2　臨床経過

四逆散（出典：『傷寒論』）
　方　　意：胸脇の気滞による胸脇苦満・口苦・肩背強急等と精神病状とし
　　　　　　ての手足厥冷・抑うつ気分、過緊張などあるもの。
　構成生薬：柴胡 6.0g　芍薬 6.0g　枳実 6.0g　甘草 3.0g

桂枝茯苓丸（出典：『金匱要略』）
　方　　意：瘀血による下腹部の抵抗と圧痛・月経異常等と気の上衝・瘀血
　　　　　　による精神病状としての頭重・のぼせ・肩背強急等のあるもの。
　構成生薬：桂枝 4.0g　茯苓 4.0g　牡丹皮 4.0g　芍薬 4.0g

中村謙介「和漢薬方意辞典」（緑書房、2004）より抜粋。

　一方、生薬の煎じ液による治療、すなわち湯液治療はどうであろうか。

　中医腎臓病学ではIgA腎症についての弁証治療は例えば表4-1のような提案もあるが、全国的なガイドラインは現時点ではまだ公表されていないのではないかと推察される。

表4-1　IgA腎症の中医弁証治療

弁　　証	治　　方
①熱毒客咽証：	清咽解毒・涼血止血
②湿熱侵腸証：	清熱利湿・涼血止血
③脾腎気虚証：	健脾益腎・活血化瘀
④肝腎陰虚証：	滋肝補腎・活血化瘀
⑤気陰両虚証：	益気養陰・活血化瘀
⑥脾腎陽虚証：	温補脾腎・化瘀降濁

（上海中医薬大学附属龍華医院腎病科：劉　玉寧ら、）

　種々の中医学書を参考にしながら（P16、参考文献）、私なりの湯液治療を施行した症例を提示する。なお、使用した生薬については附録３を参照されたい。[注]

２．IgA腎症と湯液治療

１）ステロイド剤離脱

②症例4-2：39歳、女性

　10数年前に検診で検尿異常を指摘され、翌年の腎生検でIgA腎症と診断された。当初は漢方エキス顆粒の桂枝茯苓丸と猪苓湯を併用していたが、効果がみられないため、湯液治療を開始した。この症例では基本的に５回の生薬構成を試行した。臨床経過を図4-3に要約した。また、湯液治療のプロフィールを図4-4にまとめた。湯液①では効果がなく、血尿や蛋白尿は増悪し、また血清アルブミンが低下し、正常範囲内ではあるが、血清クレアチニンが上昇してきた。そこで、ステロイド治療を開始したところ、検尿所見は次第に改善され、また血清アルブミンは上昇し、血清クレアチニンは低下してきた。漸減する過程で湯液②に変更した。生薬内容は蛋白尿を減らすことと血尿を軽減するもので構成されている。湯液を③から④に変え、④で検尿所見の改善が明らかになり、ステロイド剤を廃薬にすることができた。その後湯液⑤で検尿所見はほぼ正常化し、血清アルブミンやクレアチニンは正常範囲内にあった。この症例はステロイド治療が奏功したとも考えられるが、それには湯液のサポートがあればこそと考えられた。

　（注）中医学的弁証を参考にしながら、本邦で薬価収載されている生薬の薬理作用に軸足を置いて湯液組成を検討した。

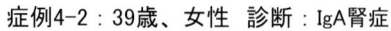

症例4-2：39歳、女性　診断：IgA腎症

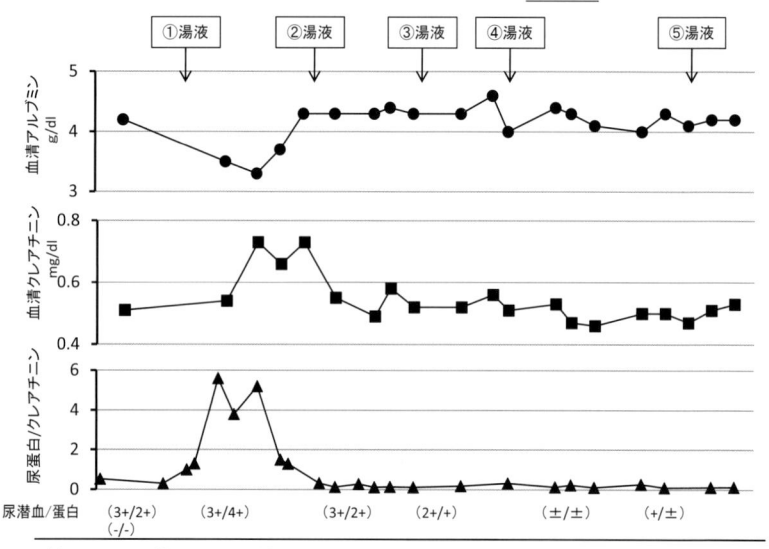

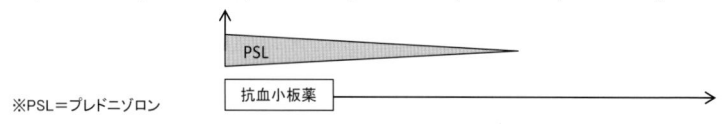

図4-3　臨床経過

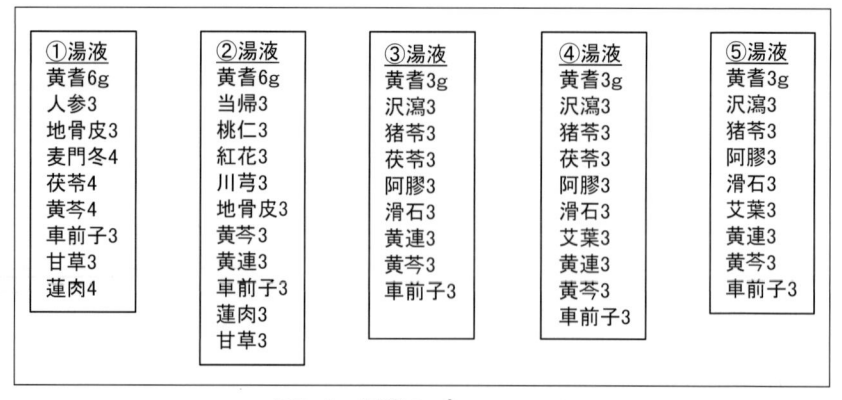

図4-4　湯液のプロフィール

2）腎機能改善

③症例4-3：60歳、男性

　8年前（X_{0-8}年）に検尿異常があり、腎生検で予後比較的不良群のIgA腎症と診断された。ステロイド剤を中心に加療していたが、検尿所見はあまり改善されず、血清クレアチニンは1.2mg/dl前後を推移し、ときに1.4mg/dlを超えることもあった。臨床経過を図4-5に要約した。この症例では検尿異常は軽度であり、腎機能低下を防ぐことを最優先した。そこで、これまでの私の治験を照合して参耆地黄湯がその目的に合致していることから、その湯液治療を開始した。開始数ヶ月後から血清クレアチニンが1.2mg/dl前後から1.0mg/dl以下になってきた。そこで、煎じの手間を省く為に、黄耆、

第4章

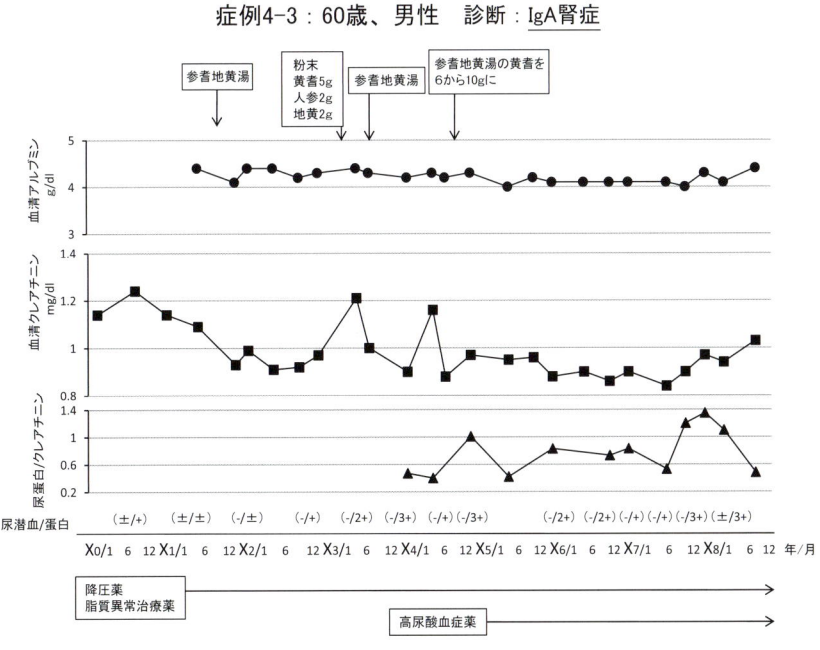

図4-5　臨床経過

人参、地黄の粉末に変更したところ、クレアチニンが1.2mg/dlと上昇したため、再度湯液に戻した。クレアチニンは1.0mg/dl以下になったが、また1.2mg/dl近く上昇したため、黄耆を6gから10gに増量した。その後、再びクレアチニンは1.0mg/dl以下となり、以後、ほぼ同一レベルを維持している。この患者さんは、とても几帳面な性格で、ほとんど一日も欠かさず湯液を作っている。腎生検では予後比較的不良群であったが、16年以上にわたって腎機能をほぼ正常範囲内に維持しているという経過は湯液治療が有効であることを示しているが、一方これは患者さん自身の努力の賜物でもあろう。

3）腎機能維持
④症例4-4：46歳、女性

12年前（X_{0-12}年）に検診で蛋白尿および潜血を指摘された。腎生検で、IgA腎症と診断された。ステロイド剤を中心に加療され、廃薬後も比較的安定した経過で、血清クレアチニンが1.0mg/dl以下ではあった。しかしながら、ごくわずかではあるが、血清クレアチニンが上昇するようになったため、X_1年初春から湯液治療を開始した。当時寒けを感じることがあり、参耆地黄湯をメインにして暖温作用のある乾姜を加えた（湯液①）。血清クレアチニンが低下するようになってきたので、エキス剤である牛車腎気丸に黄耆末と当帰末を加えての1日2回分服の簡便法に変更した。その後、わずかであるが、クレアチニンの上昇がみられるようになったため、参耆地黄湯（湯液②）を開始した。その後、1回1.0mg/dlを超えることがあり、同湯液の黄耆を10gから13gに増量して、クレアチニンが低下してきた（図4-6）。湯液のプロフィールを図4-7に示す。eGFRが

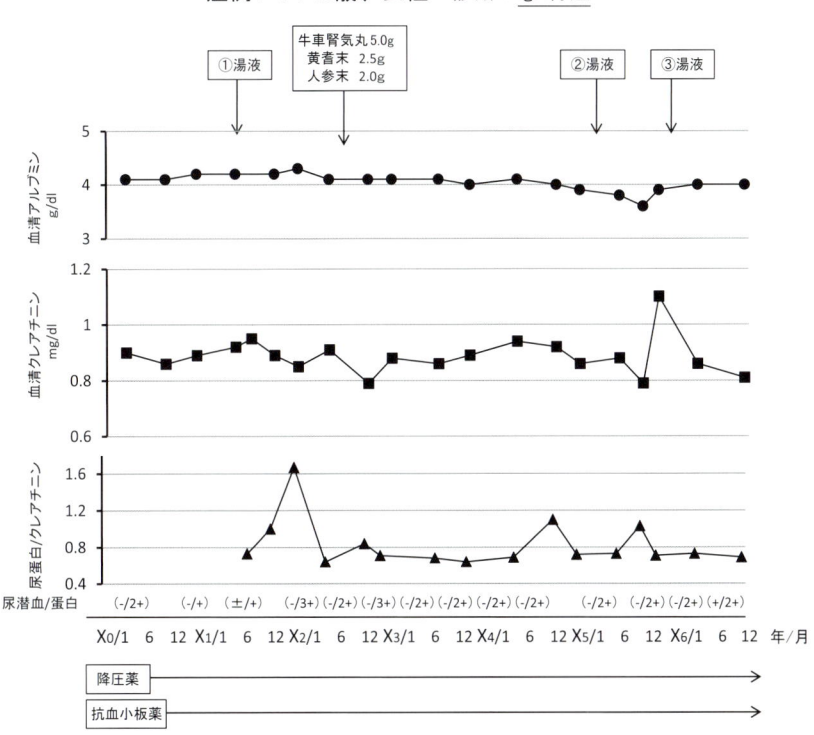

症例4-4：46歳、女性　診断：IgA腎症

①湯液

牛車腎気丸 5.0g
黄耆末　2.5g
人参末　2.0g

②湯液

③湯液

図4-6　臨床経過

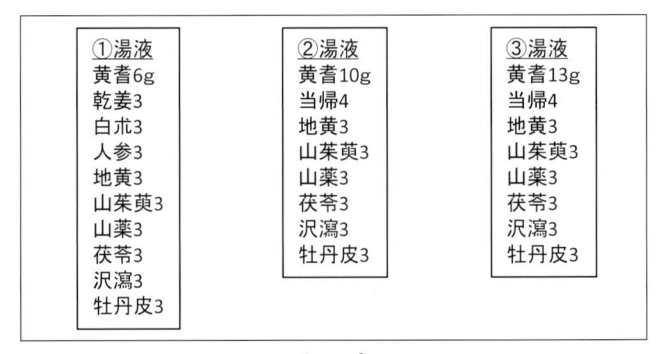

①湯液	②湯液	③湯液
黄耆6g	黄耆10g	黄耆13g
乾姜3	当帰4	当帰4
白朮3	地黄3	地黄3
人参3	山茱萸3	山茱萸3
地黄3	山薬3	山薬3
山茱萸3	茯苓3	茯苓3
山薬3	沢瀉3	沢瀉3
茯苓3	牡丹皮3	牡丹皮3
沢瀉3		
牡丹皮3		

図4-7　湯液のプロフィール

50〜60ml/minを変動しているこのような症例では、IgA腎症が原疾患であることから、腎不全への進行が示唆されるので、できるだけそのレベルを維持することは意義があると考えている。

３．慢性腎炎と湯液治療

⑤症例4-5：60歳、女性

X0年５月の検診で検尿異常と脂質異常を指摘され、８月に当院を受診した。検尿では潜血（３＋）、蛋白（２＋）。血清アルブミン4.1g/dl、総コレステロール260mg/dl、LDL184mg/dl、血清クレアチニン0.83mg/dl。湯液①で治療を開始したが、治療効果は明らかではなく、湯液を変更してみたが、やはり効果は得られなかった。そこで、ステロイド剤を投与したところ、検尿所見は明らかに改善した。同剤の減量過程で湯液組成を変更した。その後、ステロイド剤は中止し、また湯液は湯液④を半量にした湯液⑤に変更したが、検尿所見は正常化している（図4-8）。また、血清クレアチニンも0.8mg/dl前後を推移している。この患者さんはステロイド剤単独でも奏功した可能性があるが、湯液治療がステロイド剤からの離脱を容易にしたのではないかと考えられた。なお、本症例では腎生検は施行しなかった。湯液のプロフィールを（図4-9）に示す。

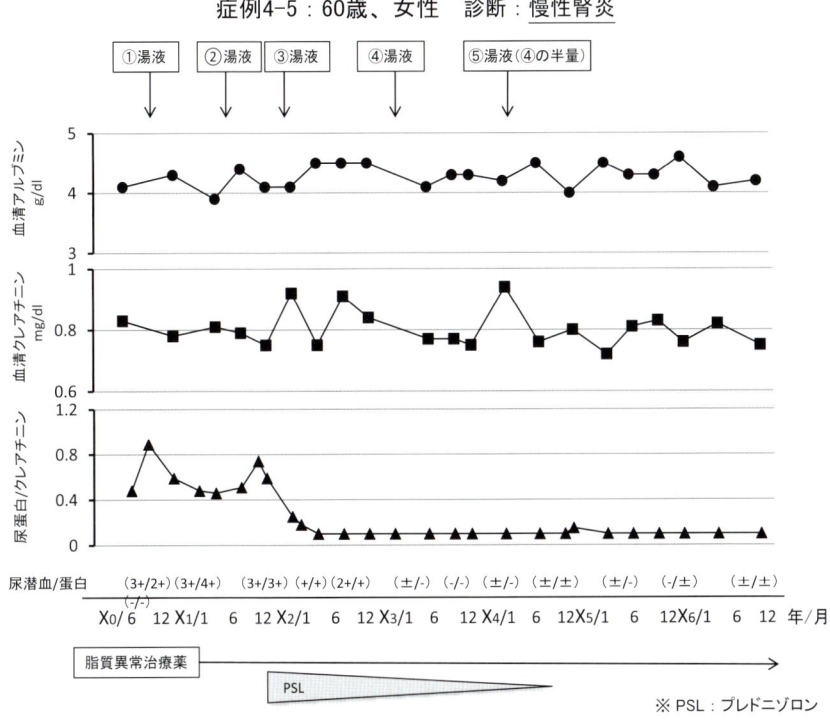

症例4-5：60歳、女性　　診断：慢性腎炎

図4-8　臨床経過

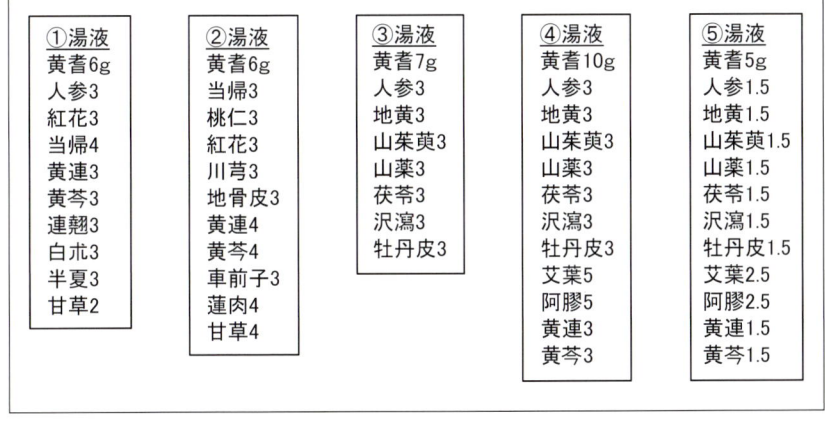

図4-9　湯液のプロフィール

４．肥満関連性腎症に湯液治療が奏効

⑥症例4-6：34歳、女性

中学生時、蛋白尿を指摘されたが、腎生検を含めて精査されなかった。X0年2月当院を受診した（30歳）。身長155cm、体重112kg、BMI46.5であった。血圧146/90mmHg。検尿では潜血（2＋）、蛋白（3＋）。尿蛋白/クレアチニン比3.68。血清アルブミン3.5g/dl、総コレステロール161mg/dl、LDL101mg/dl、中性脂肪83mg/dl。血清クレアチニン0.73mg/dl、血中尿素窒素10.5mg/dl。腹部エコーでは脂肪肝であった。

防已黄耆湯エキス顆粒7.5gと猪苓湯エキス顆粒7.5gの合方（分3、食前）でしばらく経過観察することにしたが、体重には変化なく、また蛋白尿は持続していた。同年7月の腎生検で肥満関連性腎症（obesity related glomerulopathy; ORG）と診断された。

その後、ORGに対してではなく、減量目的で湯液治療（柴胡3.0g、蒼朮3、茯苓3、陳皮3、枳実3、当帰3、桂皮3、川芎3、大黄3、麻黄3、生姜2、大棗2）を開始した。湯液に変更後、血清アルブミンは上昇傾向がみられ、尿蛋白/クレアチニン値は明らかに低下し、最近ではともに正常化している。一方、血清クレアチニン値はほぼ正常範囲内の変動である。非常に興味深いことに当初100kgを超えていた体重が着実に減少し、直近では73.4kgまで減少した（図4-10）。

近年、食生活を含めた生活習慣の変化に伴って高度肥満症が増加している。この中には、蛋白尿や血尿などの検尿異常を呈するものもあり、時にはネフローゼ症候群レベルの蛋白尿がみられるものの、ほかに全身性疾患が明らかでない場合、ORGと定義されている。

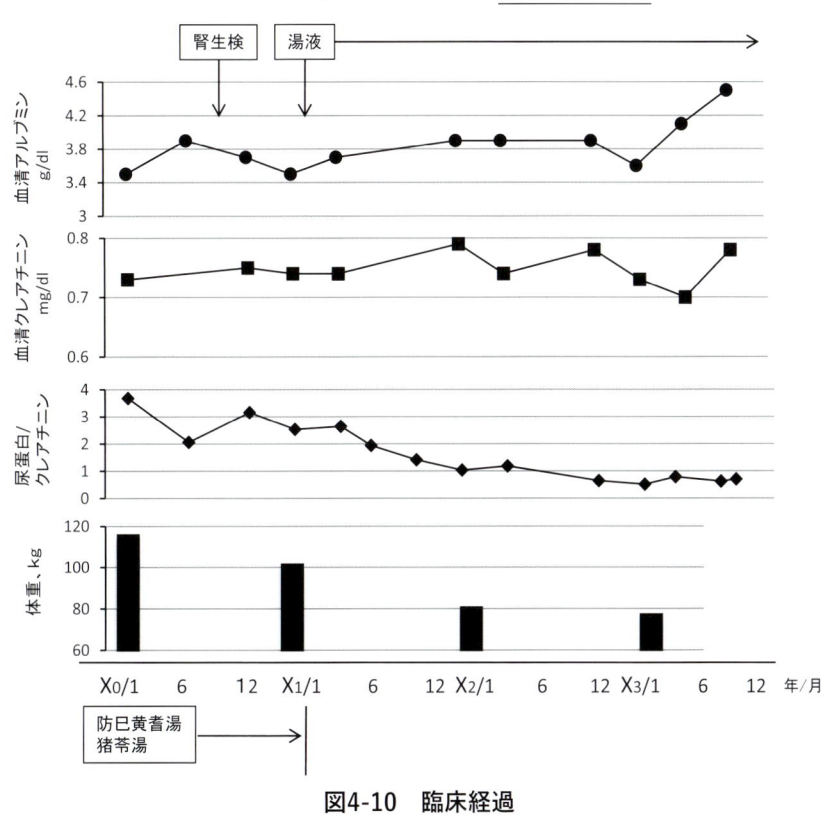

症例4-6：34歳、女性　診断：肥満関連性腎症

図4-10　臨床経過

腎生検では糸球体腫大と硬化性病変が特徴的で、この糸球体腫大は特発性巣状分節性糸球体硬化症に比べて糸球体径も大きい。ORGは以前には予後良好と考えられていたが、近年、末期腎不全への進行も確認されており、より適切な対策が求められる。まず減量であるが、中には睡眠時無呼吸症候群合併例もあるので、その治療も重要である。それに加えて、レニン・アンジオテンシン系の抑制薬や高脂血症治療薬などが推奨されているが、まだ根本的な治療がない。

　本症例で用いた湯液治療が、減量効果によって糸球体の過剰負荷

を低下させ蛋白尿の抑制になったのか、または薬物そのものが肥満による糸球体障害の治癒機転を促進しているのかは現時点では不明であるが、高度肥満を伴ったORGでは蛋白尿抑制に副腎皮質ホルモン剤は使用し難い現況を考慮すれば、このような漢方治療も有力な選択肢であり、そのエキス顆粒化が可能になればORGの患者さんには大きな福音となるであろう。

文献：

Kovesdy CP., et al.: Obesity and kidney disease: hidden consequences of the epidemic. Kidney Int 2017；91: 260-262

第5章 腎結石症

　尿路結石は一般的には、カルシウム結石が75％、尿酸結石が20％、その他はシスチン結石、感染性結石といわれている。

　一方、腎結石としては、腎杯結石、腎盂結石、珊瑚状結石などが典型的であるが、私の最近の臨床では、そのような腎実質外の結石ではなく、実質内の微小石灰沈着（minimal calcium deposit:MCD）を腎エコーで観察する症例が増えている印象を持つ。このMCDは１mm前後のサイズで皮質よりも髄質に分布する（図5-1）。このようなMCDは通常腎結石の既往歴あるいは現病歴のある症例では、ほぼ必見であり、私はこのMCDは疼痛などの腎結石症状をもたらす前段階として考えている。また、さらに仔細に観察すると症例によってはMCD周囲にすりガラス様陰影がみられるが、これはMCDに惹起された微小炎症の存在を示す証左ではないかと推測している。これについては第８章でさらに言及する。

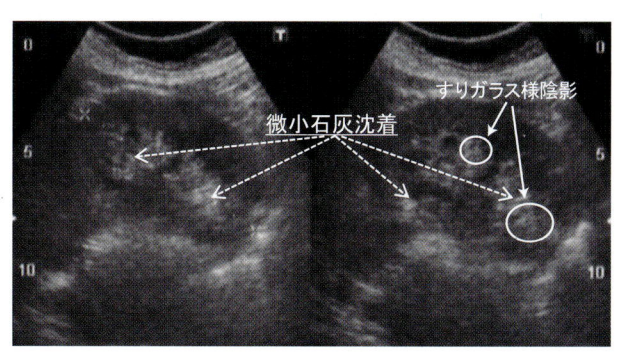

図5-1　腎実質内微小結石

1. 漢方エキス顆粒

1）腎実質内微小結石の消退の2症例

①症例5-1：67歳、女性

　10年前に尿路結石の既往歴がある。X_0年7月急に側腹部腹痛が生じた。腎エコー検査にて両腎の髄質にMCDを多数認め、この時点では尿管結石による水腎症などはみられなかったが、腹痛を説明できる消化器系の症状や所見を欠くため、今回の側腹部痛は既往歴やエコー所見から腎結石によるものと考察した。そこで、結石形成抑制およびその排泄促進の目的で猪苓湯エキス顆粒2.5gを毎食前に投薬した。その後、腎結石によると考えられる側腹部痛は発現していない。腎エコーの経時的推移を図5-2に示す。両腎のMCDの消退が明らかである。

症例5-1：67歳、女性　　診断：腎結石症

X_0/07/07（猪苓湯開始前）　　　　　　　　　X_1/05/03（開始後）

X_2/05/25　　　　　　　　　X_3/05/10

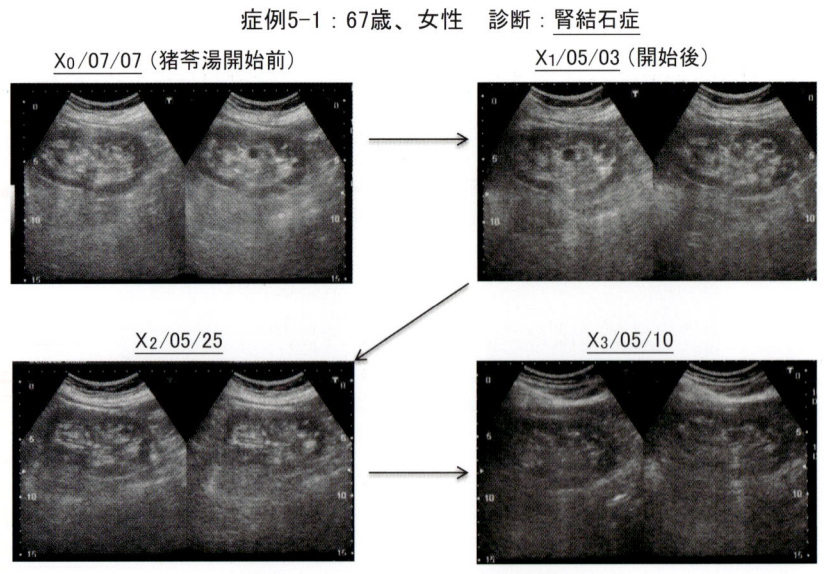

図5-2　左腎エコーの経時的変化

②症例5-2：47歳、女性

　5年前に尿管結石の既往歴がある。X_0年5月末に左側腹部痛あり、左尿管結石として入院加療していたが、疼痛はあまり改善されず、6月に当院を受診した。血清クレアチニン0.48mg/dl、血清カルシウム9.4mg/dl、血清尿酸4.7mg/dl。腎エコー検査では両腎の髄質に多数のMCDが認められた。猪苓湯エキス顆粒2.5gの毎食前投薬を開始した。その後の腎エコーの推移を図5-3に示す。MCDの消退が明らかとなった。治療開始以後、結石の再発はみられていない。

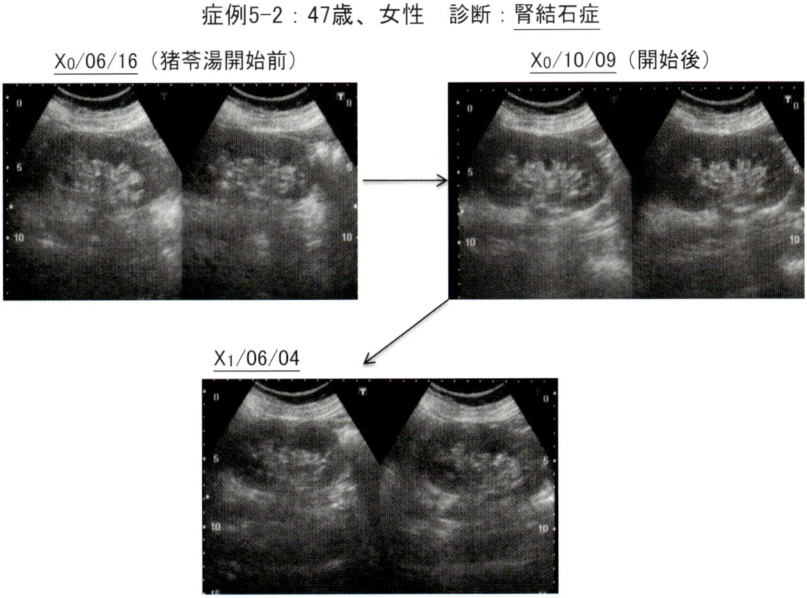

症例5-2：47歳、女性　　診断：腎結石症

X_0/06/16（猪苓湯開始前）　　　　　　　　　X_0/10/09（開始後）

X_1/06/04

図5-3　左腎エコーの経時的変化

　以上、2症例を示したが、私の外来では同様の患者さんを多数診療しているが、漢方治療によって、有痛性結石の再発を殆ど経験していない。

次に軽度腎機能低下に腎結石を合併し、MCDが認められたために猪苓湯などの漢方薬を投与することで、排石回数が減り、また腎機能も回復してきた症例を提示する。

２．腎結石症にともなう腎機能低下の改善に漢方エキス顆粒と生薬粉末が有効

③症例5-3：52歳、男性

　X_{-8}年より高血圧症で加療していた。X_{-5}年左水腎症となった。X_0年より当科外来で加療を開始し、その後の臨床経過を図5-4に要約した。X_1年初から血清クレアチニンが上昇してきたため、牛車腎気丸エキス顆粒5.0gに黄耆末3.0gと当帰末1.5gを加え、一日２回投与したところ、血清クレアチニンは低下してきた。腎エコーでは髄質のみならず、皮質にもMCDが散見され、さらにすりガラス様陰影も観察された。このような所見は結石にともなう尿細管または間質の炎症を示唆している可能性があり、それらを緩和しながら、さらに腎機能を低下させないために、牛車腎気丸を猪苓湯5.0gに変更した。その後、有痛性の排石が３回あったが、以降は現在にいたるまで明らかな排石は経験されていない。腎エコーの推移を図5-5に示す。猪苓湯投与前ではMCDが腎実質全体に散見され、またすりガラス様陰影も明らかであったが、そのような所見は投与後１年で明らかに改善されていた。直近のエコーでは皮質表面の不整が目立つものの、MCDやすりガラス様陰影の減少が観察されている。また、血清クレアチニンは0.9mg/dl前後を推移しており、CKD stageではG2ではあるが、eGRFは10ml/min/1.73m^{2}の上昇が認められた。本

症例5-3：52歳、男性 診断：高血圧症、高尿酸血症、腎結石症

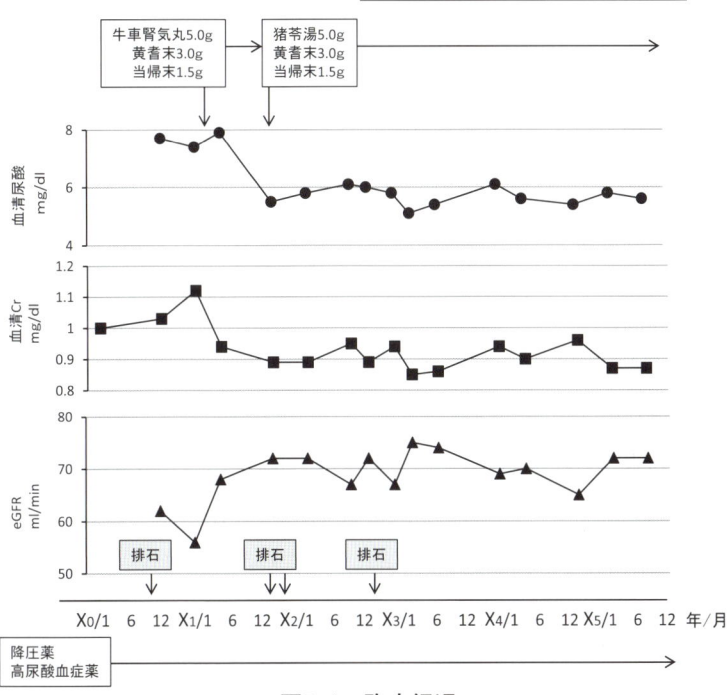

図5-4 臨床経過

X₀/09/14（猪苓湯開始前）　　　　　　　X₁/09/13（開始後1年）

X₃/07/16

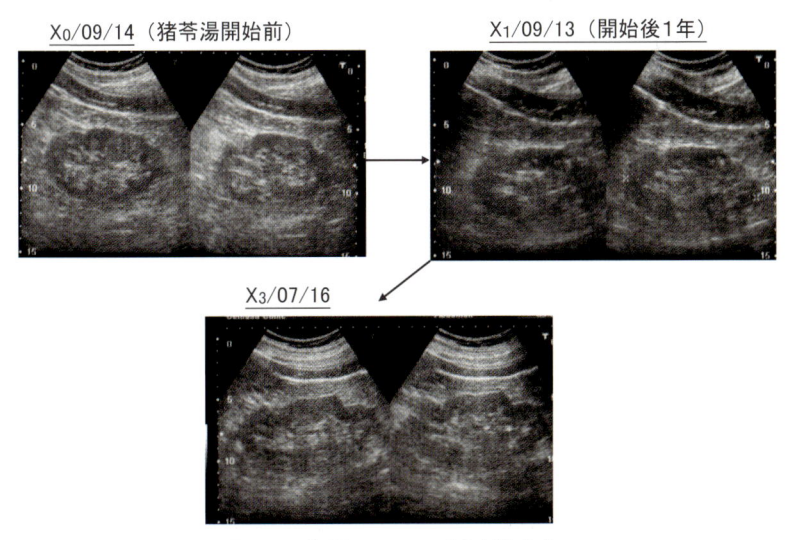

図5-5 左腎エコーの経時的変化

症例は通常の西洋薬に比べて、このような腎臓の病理的および機能的改善に、漢方治療がいかに有効であるかを如実に示している。

3．腎石灰化症

　母親、そして息子さん2人がともに腎石灰化症という極めて珍しい家族を診療している。父母の親族に同様な疾患があるのか、詳細は不明であるが、このような腎石灰化症は明らかに家族性である。母親、2人の息子さんの臨床経過を提示する。

④症例5-4：54歳、女性

　X_{-10}年より腎髄質に瀰漫性に石灰沈着を呈する腎石灰化症（nephrocalcinosis）で、低カリウム血症（3.1mEq/L前後）が持続するため、カリウム製剤を投与していた。X_1年5月から、腎に沈着したカルシウムを除去する目的で猪苓湯エキス剤（7.5g、1日3回分服）を開始した。この間、カリウム製剤は中止していたが、血清カリウムは3.5mEq/L前後に上昇してきた。経過中、尿潜血は通常（－）から（±）で、時に肉眼的血尿をみることがあったが、CT精査などでは、腎泌尿系には悪性腫瘍は否定され、腎臓に結石が認められるのみであった。X_4年6月からさらに石灰を除去するために猪苓湯に黄耆末と当帰末を加味した。

　臨床経過を図5-6に要約した。カリウム製剤を猪苓湯に変更してから血清カリウムが上昇してきているが、大変興味深いことに3年後あたりから血清アルブミンやヘマトクリットも上昇し、また血清クレアチニンも低下してきた。これは、猪苓湯（＋生薬粉末）による漢方治療が腎に沈着している石灰を消退させることで、尿細管や間質のみならず、糸球体機能を回復させていることを示唆している。

症例5-4：54歳、女性　診断：腎石灰化症

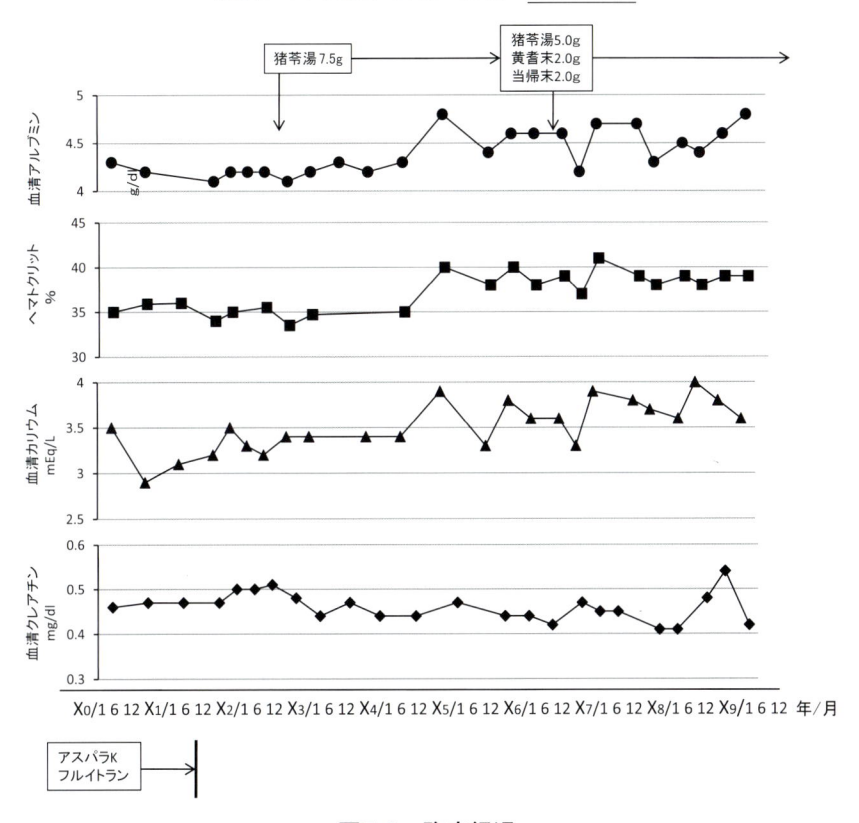

図5-6　臨床経過

　腎エコーの推移を図5-7に示す。エコーだけでは断言できないが、少なくとも間質の石灰化陰影は減少していると考えられた。

X₁/₆（猪苓湯開始前）

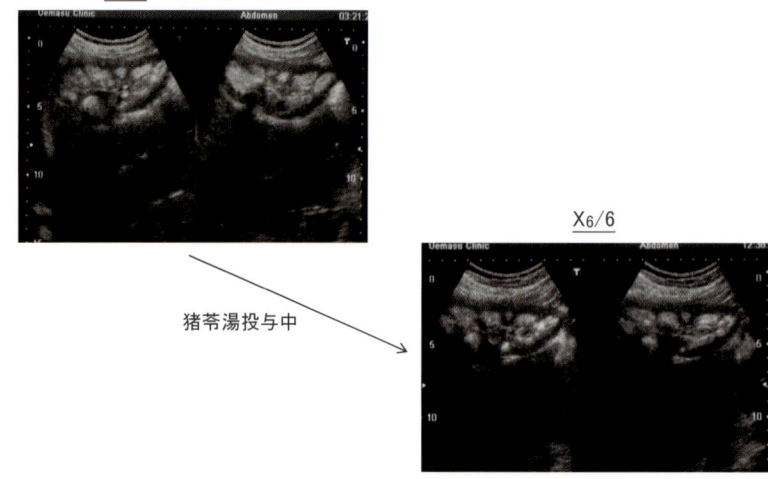

X₆/₆

猪苓湯投与中

図5-7　症例5-4の左腎エコーの推移

⑤症例5-5：31歳、男性（症例5-4の長男）

　十数年前（小学生の頃）に腎エコーで腎石灰化症を確認している
が、その後の継続治療はなく、X_0年秋に腎障害を指摘され受診した。
腎エコーを図5-8に示す。母親と同様に両腎髄質に瀰漫性の石灰沈
着が観察された。1年足らずの短期間ではあるが、主な検査値の推
移を図5-9に示す。猪苓湯に黄耆末と当帰末を加味して治療を開始

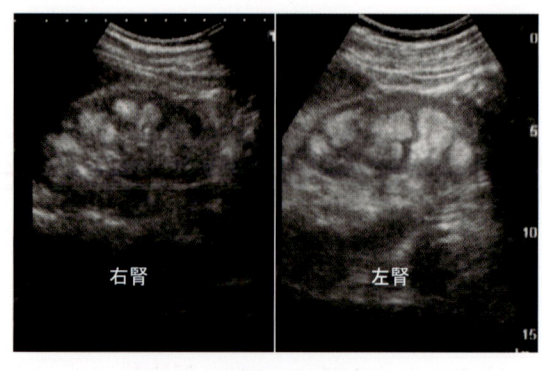

図5-8　症例5-5の腎エコー

した。血清クレアチニンはやや低下傾向であるが、血清アルブミンやヘマトクリットも低下傾向にあり、注意深い観察が必要である。

なお、この症例では低カリウム血症などの電解質異常は認められなかった。

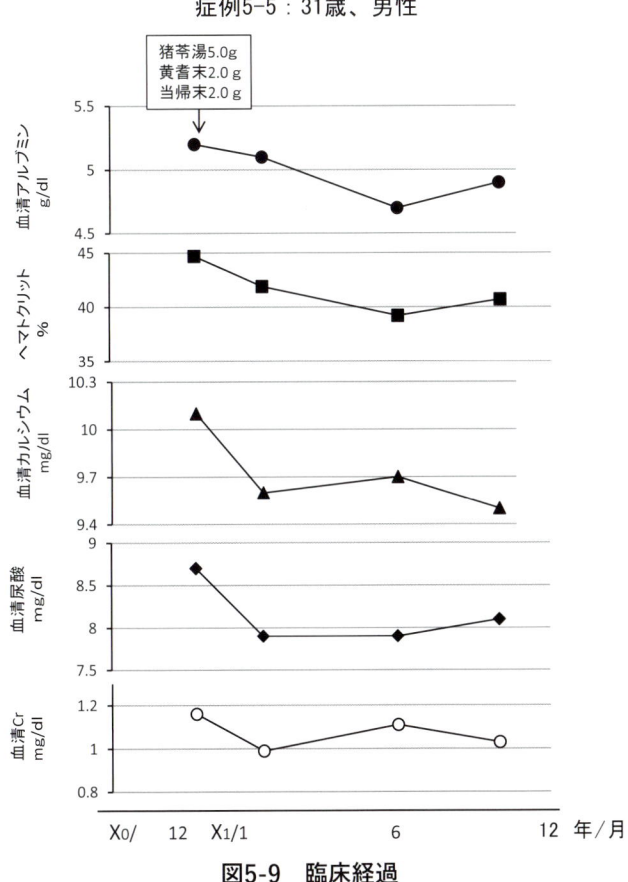

図5-9 臨床経過

⑥症例5-6：28歳、男性（症例5-4の次男）

十数年前（小学生の頃）に腎エコーで腎石灰化症を確認しているが、その後の継続治療はなく、X_0年に腎障害で受診した。腎エコ

ーを図5-10に示す。母、長男同様に、両腎髄質に瀰漫性の石灰沈着が観察された。臨床経過を図5-11に要約した。血清クレアチニンが

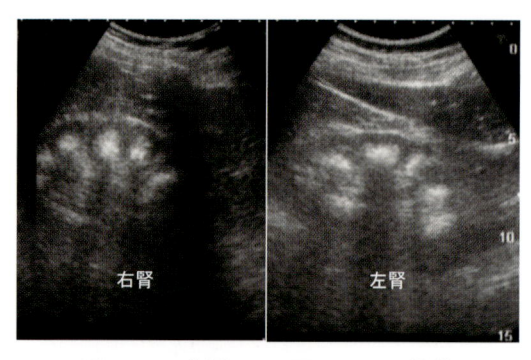

図5-10 症例5-6の腎エコーの推移

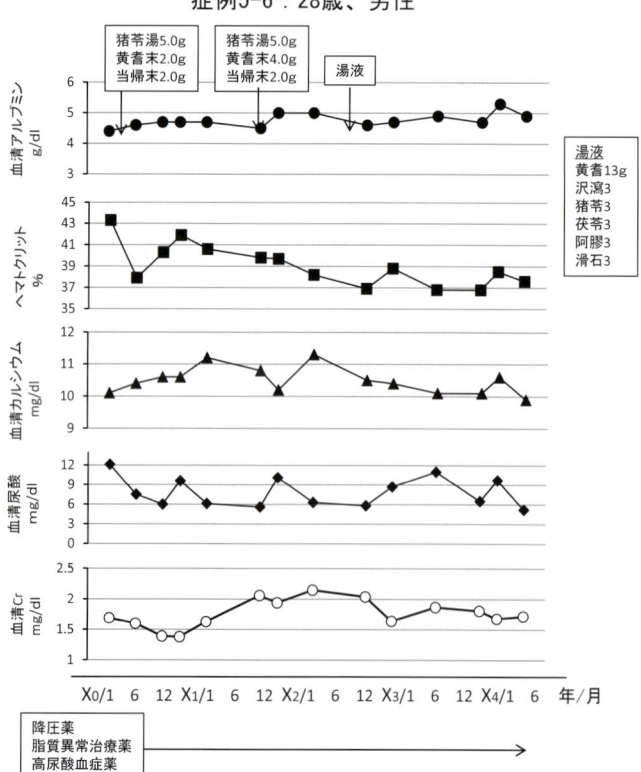

図5-11 臨床経過

2 mg/dl前後を推移しており、またヘマトクリット値が低下していることから、予後は楽観できない。なお、この患者さんも、血清カリウムはほぼ正常範囲であった。

ところで、腎石灰化症をきたす疾患として、1）副甲状腺機能亢進症、2）尿細管性アシドーシス、3）Bartter症候群などが鑑別としてあげられるが、このような症例は、家族性であることから、遺伝子学的レベルでの検索が重要である。

文献：

Daga A et al.: Whole exome sequencing frequently detects a monogenic cause in early onset nephrolithiasis and nephrocalcinosis. Kidney Int 2018 : 93: 204-213

今回の腎結石症に用いた猪苓湯は、『傷寒論』を原典とする方剤で、滋陰・清熱・利水で陰虚水熱互結証に用いられる。表5-1に構成生薬の薬理作用と中医学的な薬効をまとめた。

総じて、利尿作用と結石形成抑制作用および抗炎症作用が包括された方剤と見なすことができる。また、私はこの猪苓湯の効果を促進する意味で、さらに腎機能を改善する目的で黄耆や当帰の粉末を加味している。

猪苓湯（出典：『傷寒論』）
　方　　意：下焦の湿熱証による尿意頻数・排尿渋難。
　　　　　　排尿痛・尿混濁等を伴う。（陽明病）
　構成生薬：猪苓4.0g、茯苓4.0g、滑石4.0g、沢瀉4.0g、阿膠4.0g
　　　　　　中村謙介「和漢薬方意辞典」（緑書房、2004）より抜粋。

第5章

表5-1　猪苓湯の構造

	主な成分	薬理作用	古典的な薬効	
滑石	酸化アルミニウム	吸着作用	清熱	
	珪酸	止瀉作用	滲湿	
		利尿作用	利竅	清熱
		抗菌作用		
		抗腫瘍作用		
沢瀉	トリテルペノイド	利尿作用	利水	
	セレキテルペン	循環器作用	滲湿	
		尿路結石形成抑制	泄熱	利水止瀉・消腫
		抗脂肪肝作用		
猪苓	多糖体	利尿作用	利尿	
	エルゴステロールなど	脂肪肝改善作用	滲湿	
		抗腫瘍作用		
茯苓	テルペノイド	利尿作用	滲湿	
	糖	抗炎症作用	利水	
	ステロール	腎障害改善作用	益脾胃和	
		血液凝固抑制作用	心寧安心	
阿膠	コラーゲン	血液凝固作用	滋陰補血	滋陰補血・止血
	グルチン	抗腫瘍作用	安胎	
	コンドロイチン			

菅谷栄一ほか「漢方の新しい理解と展望」（学建書院、2001）より抜粋 、一部加筆した。

　近年、腎結石症と高血圧症、心血管病、骨粗鬆症などのいくつか
の疾患との関連性が注目されるようになってきた。すなわち、腎結
石は単なる石ではなく、何らの代謝異常を表出する徴候であると考
えられている。

　したがって、漢方治療によって結石による腎障害を可能な限り除
去しつつ、一方では、その背景因子への目配りも必要である。

　文献：

Scales CD et al.: Urinary stone disease: advancing knowledge, patient care, and population health. Clin J Am Soc Nephrol. 2016；11:1305-1312

第6章 多発性嚢胞腎

　多発性嚢胞腎（PKD）は経年的に腎に多発性嚢胞が発生・増大し、40〜50歳代で腫大嚢胞による腹部膨満感や腰痛などの症状が出現し、それに伴って腎機能が低下し、また、肝嚢胞や脳動脈瘤などの腎外性の症状が出現することがあり、多くは60〜70歳で末期腎不全に至る最も頻度の高い優性遺伝性腎疾患（わが国では3,000〜7,000人に1人）である。本疾患は透析導入疾患の3％前後をコンスタントに占めているので、その対策は極めて重要である。遺伝子解析では、2つの原因遺伝子が同定されており、85％がPKD1、15％がPKD2の遺伝子変異を有することが明らかにされている。検診で検尿異常、特に腎疾患の家族歴があるような場合には腹部エコーで嚢胞の有無を確認することが多発性嚢胞腎を診断するうえでのポイントになる。

　私自身、医師に成り立ての頃、血小板減少をともなう多発性嚢胞腎の患者を診察する機会があり、以後、腎臓内科医になってからもこの疾患が常に念頭にあった。近年、降圧薬や脂質異常治療薬によるPKD治療の検討が行われたが明確な結論には至らなかった。しかしながら、数年前にはトルバプタン（商品名：サムスカ）という経口薬が腎嚢胞の増大を抑制し、それとともに腎機能の悪化速度が緩和されることが世界的な大規模研究で明らかになり（N Engl J Med, 2012: 367: 2407-18）、わが国では世界で初めて2014年3月に保険適応になった。当初は糸球体濾過量や腎容積の大きさやその増大速度など、いくつかの制約があり、また薬価が非常に高価であることから実際の臨床では使用は容易ではなかったが、2015年1月からの「難病新法」の制定によって、多発性嚢胞腎が難病に指定され、

経済的支援が行われるようになり、多くの患者がトルバプタン治療を受けられるようになった。

　一方、そのような画期的な治療薬でも、終局的には多発性嚢胞腎の末期腎不全への進行を阻止することは困難であり、より適切な治療薬の開発が要諦である。私は多発性嚢胞腎に対して漢方薬による早期介入を試みている。2症例を呈示する。

1．漢方治療の2症例
①症例6-1：54歳、女性

　家族歴で多発性嚢胞腎あり。20数年来適時外来診察をしていた。X_0年からX_8年までの経過を図6-1に要約した。血清クレアチニン

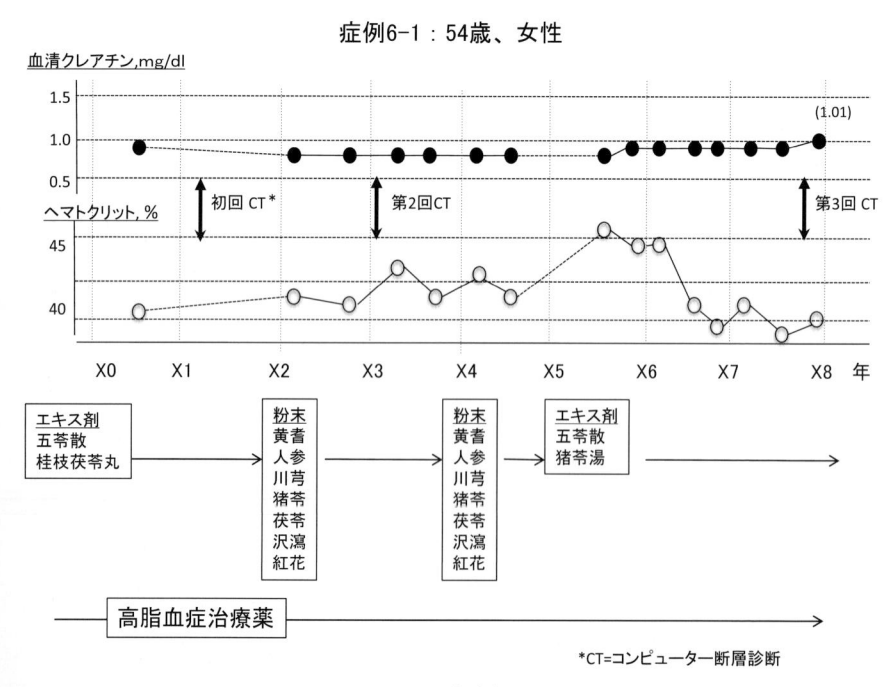

図6-1　臨床経過

X₁（初回CT）　　　　　　　　　　X₃（第2回CT）

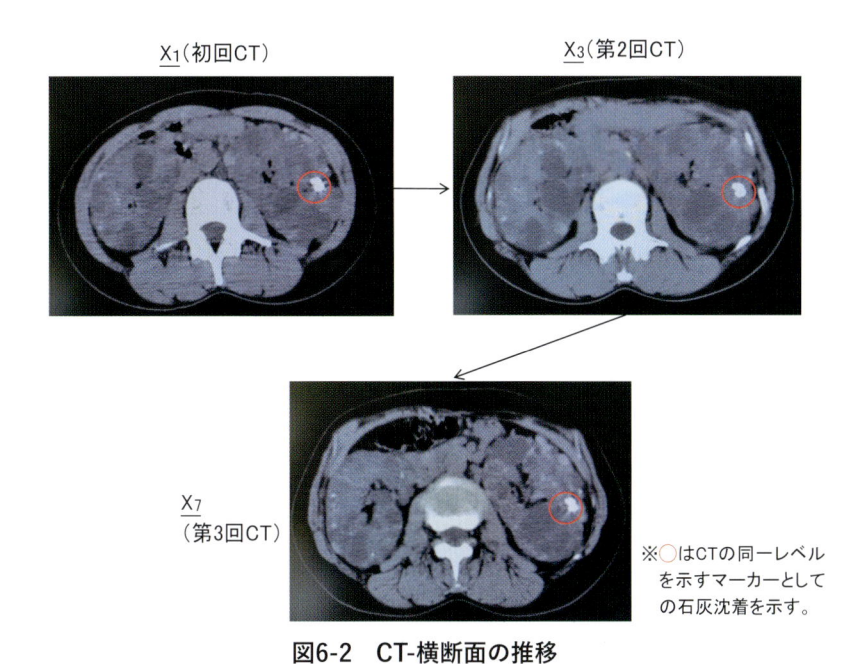

X₇
（第3回CT）

※○はCTの同一レベル
を示すマーカーとして
の石灰沈着を示す。

図6-2　CT-横断面の推移

は1.0 mg/dl前後を推移していた。ヘマトクリットは間質の病変を反映するパラメーターと見なすことができ、一時上昇していたものの、この２年は下降している。下段に主な治療を示す。当初は五苓散を中心に生薬粉末を投与していたが、仕事が多忙で定期的に受診できず、内服をしばしば中断していた。粉末は内服しづらいこともあり、途中で五苓散エキス顆粒と猪苓湯エキス顆粒の合方に変更した。その後は患者さんも特に問題なく内服できるようになった。X₁、X₃、X₇年の３回の腹部CT画像を図6-2に示す。

　第２回CTでは両側腎が初回に比べて腫大しているのが明らかであるが、それから４年後の第３回CTでは両腎とも腫大は観察されなかった。この間の治療薬をみると、初回から第２回CTまでは生薬粉末であったが、第２回CT後、途中で五苓散エキス顆粒と猪苓

湯エキス顆粒の合方に変更したので、漢方薬の合剤による嚢胞腫大抑制効果の可能性が示唆された。

②症例6-2：45歳、男性

　家族歴で多発性嚢胞腎あり。X-3年より当科外来で高血圧や脂質異常症で治療を開始した。X0年からX7年までの臨床経過を図6-3に示す。多発性嚢胞腎に対しては当初は湯液治療を開始したが、仕事が多忙であることや湯液作りが煩雑な事などで中断することがしばしばあり、X4年に生薬粉末に変更した。その後、X7年より五苓散エキス顆粒と猪苓湯エキス顆粒の合方に変更した。経過中、4回の腹部CT検査を施行した（図6-4）。この4回の比較では徐々に腎容

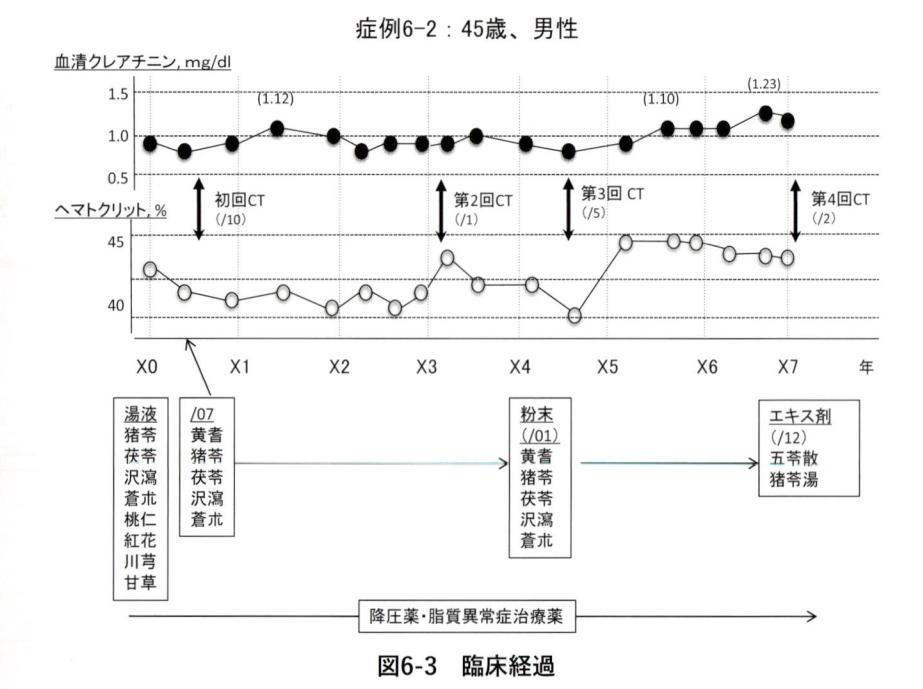

図6-3　臨床経過

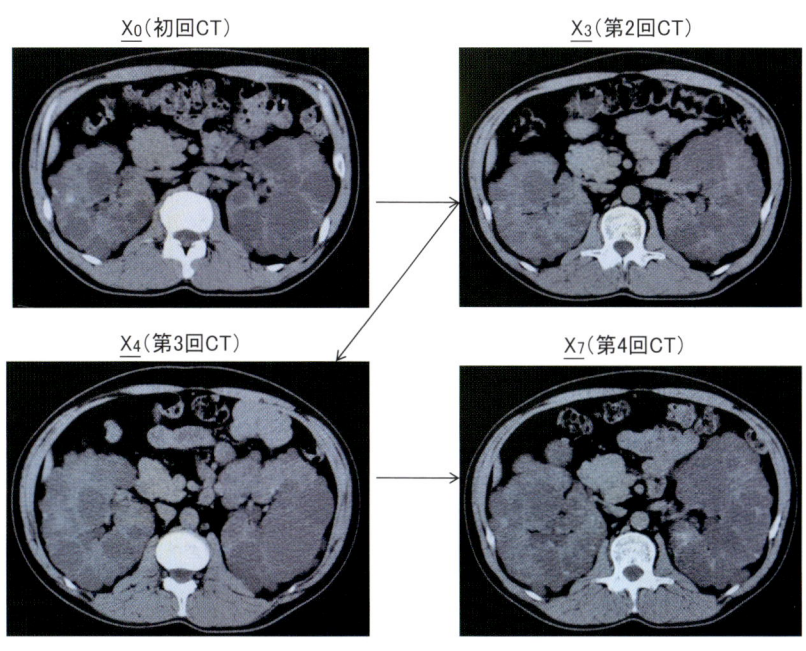

図6-4　CT-横断面の推移

積が増加している様子が観察される。この患者さんでは嚢胞が腫大しており、漢方薬の効果は認められなかった。血清クレアチニンは1.0 mg/dl前後を推移していたが、最近では1.2 mg/dlを超えるようになってきた。

2．漢方薬合剤による早期治療の可能性

　ところで、私自身の治験と諸々の論文を参考にして、私の多発性嚢胞腎に対する漢方医学的なアプローチを図6-5に要約した。

　多発性嚢胞腎では病理組織学的には基本的に3つの異常がみられる。（1）尿細管である。尿細管には水の吸収・排泄に重要な役割を果たす水チャネルが存在している。この水チャネルは脳下垂体後

第6章

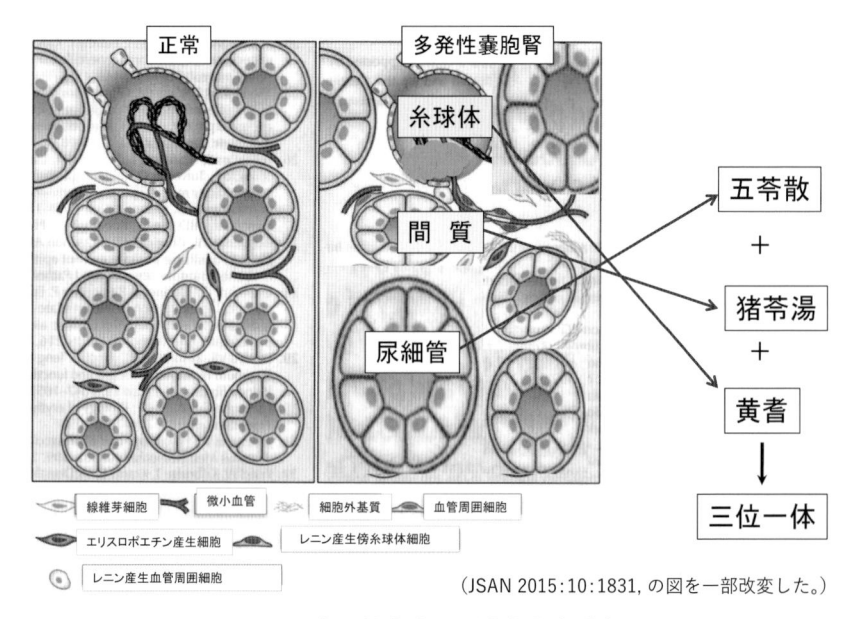

（JSAN 2015:10:1831, の図を一部改変した。）

図6-5　多発性囊胞腎の漢方治療試案

葉から分泌される抗利尿ホルモンと協調しながら、尿細管での水の再吸収に深く関与している。しかしながら、多発性囊胞腎では、遺伝子異常によって水チャネルの作用が正常に作動せず、両者のバランスが破綻して水が尿細管内に過剰に蓄積されるようになり、囊胞が形成され、さらにそれを増大する一因ともなる。この際、漢方薬の五苓散は水チャネルと抗利尿ホルモンの両者に作用して、水の過剰蓄積を抑制する可能性がある。（2）間質である。図6-5に示すように、間質には線維芽細胞や血管、さらにホルモン産生細胞など極めて重要なエレメントが存在している。自験例であるが、血清クレアチニンが正常な多発性囊胞腎の組織をみたところ、かなり高度の間質の線維化や炎症性細胞の浸潤などが観察された。換言すれば、多発性囊胞腎では腎機能は正常範囲であっても、間質の病変は確実

に進行していることを実感した。このような知見から、間質病変をできるだけ早期に抑制することが重要だと認識し、猪苓湯という漢方薬にその効果を期待している。（3）糸球体である。多発性囊胞腎では一次的には尿細管の機能異常ではあるが、私は尿細管の病変が間質に波及し、さらに糸球体を捲き込むのではないかと考えている。従って、糸球体濾過量の低下が明らかになる前に糸球体障害をできるだけ除去する努力が必要である。これには、生薬の黄耆が有効ではないかと現時点では考えている。

　以上を要約すると、五苓散＋猪苓湯＋黄耆の三位一体の、いわばトリオ漢方薬が浮かび上がってくる。目下、私はこのトリオを患者さんに内服していただいて、腎機能ならびに腎容積の推移を観察している。

　ハードルは限りなく高いであろうが、このような漢方薬による多発性囊胞腎の早期介入の可能性がみいだせれば、患者さんの生活の質の向上とともに末期腎不全への進行を遅らせるだけでなく、さらに多発性囊胞腎医療費の大幅な削減となるであろう。

第7章 超高齢者腎不全

　わが国では65歳以上の高齢者が全人口の25％を超えるようになり、今後ますます高齢化社会を迎えんとしている。加齢により、腎機能は徐々に低下し、80歳頃には成人期の40～50％になる。これはいわば他の臓器と相関しながらの生理的な腎機能低下であって、腎不全とは別であるが、一方、高齢者では高血圧や糖尿病、心臓病などの合併症がしばしば存在しており、これらが加わるとさらに腎機能低下が促進される。また、腎機能の低下はさらにそれらの合併症の治療を煩雑にさせるため、腎機能を維持または回復させるような対策が必要である。このことは患者の生活の質の向上のみならず、さらに増加しつつある透析患者を減少させ、高齢者医療費の抑制にもつながることになり、極めて重要な意義をもつ。

　私の外来では血清クレアチニンが経時的に上下変動しながら、徐々に腎不全への段階を昇ってゆく90歳前後の患者さんをしばしば経験する。このような患者さんが実際、末期腎不全に至るかどうか、またそのような状況になった場合に透析治療を施行するかどうかはまだ十分なデータがなく軽々な判断はできないが、現時点でなすべきことは腎機能をできるだけ悪化させないこと、またさらには腎機能を少しでも回復させることである。私はそのような患者さんに対して漢方治療を行い、ある程度の目標達成はできている。代表的な超高齢者の3例を提示する。

①症例7-1：89歳、男性

　病歴：高血圧症で20年以上前から治療していたが、蛋白尿が出現するようになった。X1年の夏に脱水の影響もあるかもしれないが、

血清クレアチニン1.4mg/dlと上昇したため、猪苓湯エキス顆粒6.0g
に黄耆末2.0gと当帰末2.0gを加えて1日朝夕の2回内服の漢方治療
をしたところ、血清クレアチニンは1.0mg/dl前後に安定化してきた
ので、廃薬とした。しかしながら、X3年の6月頃に血清クレアチ
ニンが再び上昇してきたため、同様な漢方治療を再開したところ、
腎機能は再び回復してきた（図7-1）。このような患者さんでは脱水
や感染症などの誘因によって腎機能が増悪する可能性が高く、その
対策として平素から腎機能をチェックして悪化時には漢方薬などで
維持してゆくことが重要である。

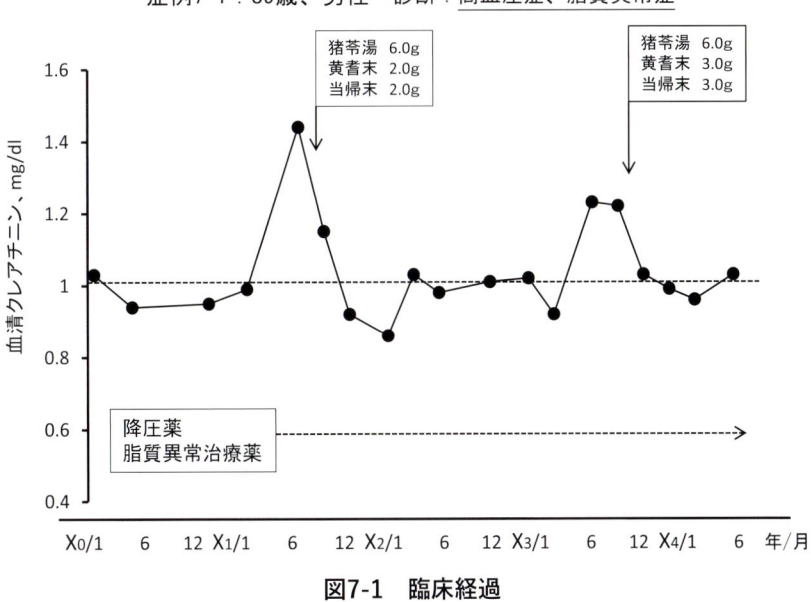

図7-1　臨床経過

②症例7-2：89歳、男性

高血圧症および高尿酸血症で加療していたが、漸次血清クレアチ

ニンが上昇するようになり、1.3mg/dlに達した。その後、牛車腎気丸エキス顆粒5.0gに黄耆末3.0gを加えて朝夕の2回に分服したところ、血清クレアチニンは低下し、0.8mg/dl前後を推移するようになった（図7-2）。

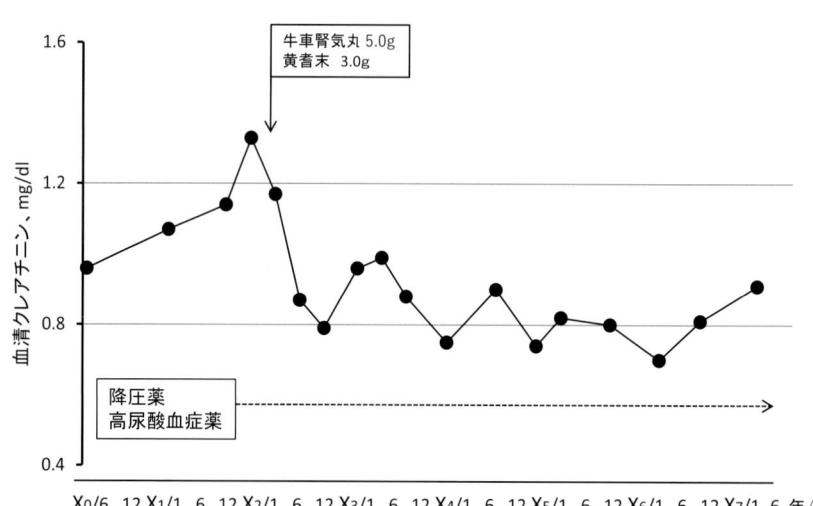

症例7-2：89歳、男性　診断：<u>高血圧症、高尿酸血症</u>

図7-2　臨床経過

③症例7-3：92歳、女性

　高血圧症、2型糖尿病、心不全などで加療していたが、血清クレアチニンが上昇するようになったため、参耆地黄湯の煎じ治療を開始したところ、クレアチニンは低下してきたが、胃腸の具合が良くないなどで中断し、牛車腎気丸エキス顆粒と黄耆末の経口剤に変更した。その後、血清クレアチニンは比較的安定していたが、漢方薬を中断することがあり、徐々にクレアチニンの上昇傾向がみられる

ようになったため、牛車腎気丸エキス顆粒に黄耆末と当帰末を加えて、１日２回の分服に変更した。湯液ほどの効果は明らかではないが、このような簡便な漢方治療によって血清クレアチニンレベルは５年以上にわたって1.3mg/dl前後を推移している（図7-3）。

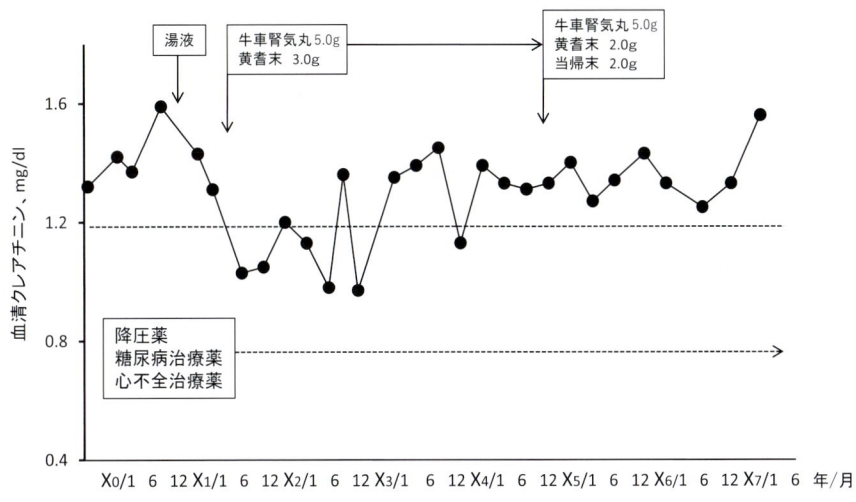

図7-3　臨床経過

　以上、漢方治療によって血清クレアチニンの上昇が抑制、すなわち腎不全の進行が阻止されている超高齢者の３例を提示した。高齢者では、加齢による腎機能低下を重複する疾患がさらに促進させるが、また同時に脱水・感染症などによって、容易に腎機能が増悪することがしばしば起こるので、このような漢方治療を念頭におくことは重要である。

第7章

第8章 腎臓病の回帰を目指して

　2015年末の日本透析医学会の統計によれば、末期腎不全患者の内訳では慢性腎炎は減少しているものの、糖尿病性腎症などが増加していることから、全体として透析患者数の増加は鈍化しているが、依然として右肩あがりである（図8-1）。なお、2016年の新規透析導入患者数は約3万9,000人となっている。

　近年の腎臓病学の基礎および臨床研究の躍進によって、腎臓病の治療が一段と進歩し、かって難病とされていた慢性糸球体腎炎は治

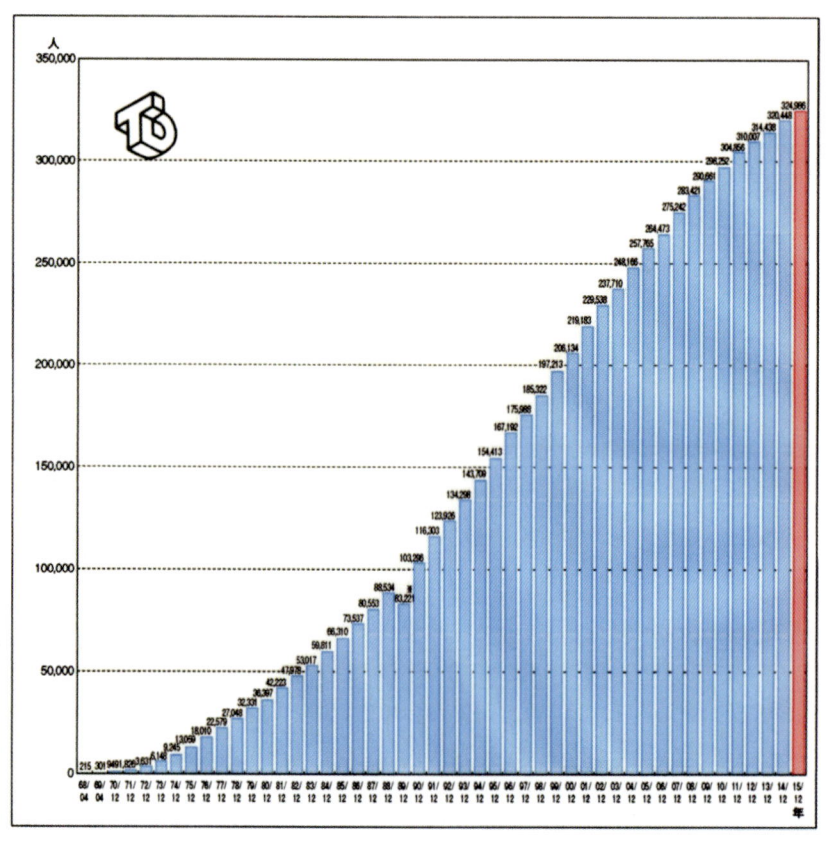

図8-1　慢性透析患者数の推移

癒可能になってきたが、一方、やはり難治性のものも依然として存在しており、新規治療薬の開発が期待されている。また、糖尿病性腎症についてもより厳格な血糖調節などの励行によって、ある程度はその発症率は抑制されるようになったが、より有効な治療薬の開発が待たれる。さらに、高血圧症による腎不全は高齢化とともに着実に増加しており、その対策も極めて重要である。

1．早期介入

　慢性腎臓病では薬物療法のみならず、栄養指導や運動療法などの集学的腎不全治療が行われるようになった。このようなトータルケアによって、腎不全の進行を遅らせ、透析までの期間を延ばすことは確実であるが（図8-2：（C）を示す）、しかしながら、透析を回避することは容易ではない。そこで、腎臓病のより早期に何らかの介入をすることで、帰還不能点（point of no return）へ至らず、末期腎不全への進行を回避できる（図8-2：（B））、あるいは、さらには腎機能を正常レベルまで回帰させる（図8-2：（A））というスト

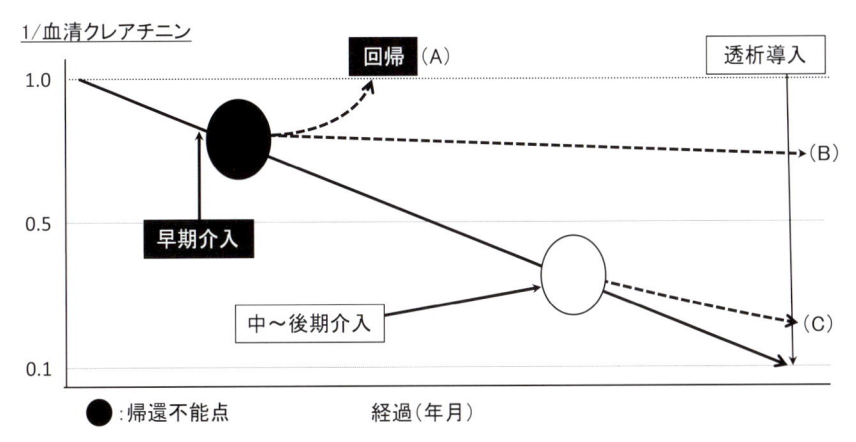

図8-2　慢性腎臓病治療：早期vs中〜後期介入

第8章

71

ラテジーが必要になる。すなわち、従来の治療はいわば中〜後期介入であって、これから目指すべきは早期治療あるいは早期介入による腎臓病の回帰である。

しかしながら、早期介入可能な西洋薬は現在のところまだ臨床仕様にはなっていない。一方、私は漢方薬にその可能性を見いだしている。その中から、4症例を提示する。

①症例8-1：76歳、男性

数年前から高血圧症にて加療していたが、血清クレアチニンが上昇してきたので、透析になるのではないかと心配になり、当院を受診した。X_0年9月は血清クレアチニンは1.0mg/dl。その後、猪苓

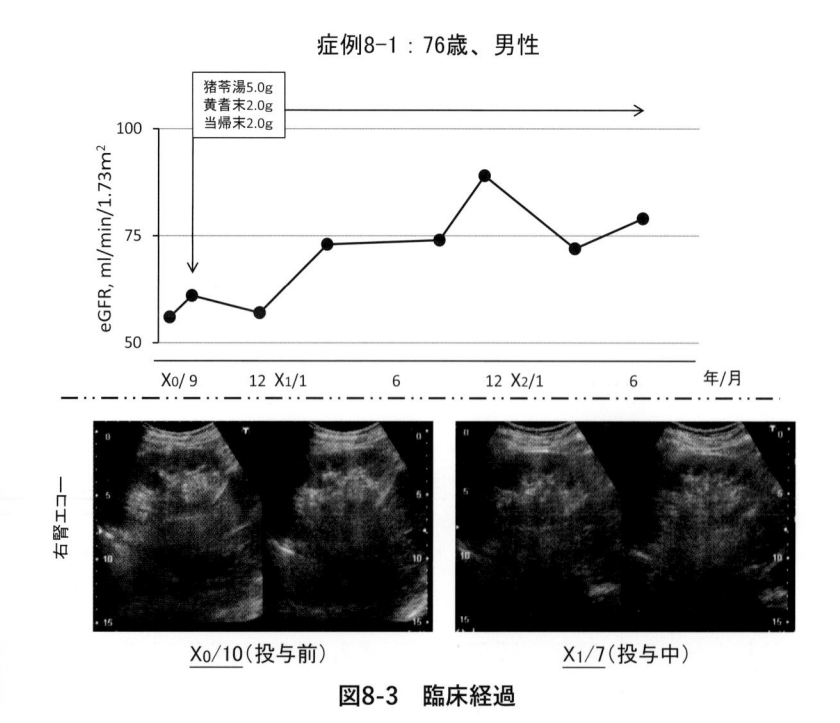

図8-3　臨床経過

湯エキス顆粒5.0gに黄耆末2.0gと当帰末2.0gを加えて、1日朝夕の2回の治療を開始した。降圧薬は投与せず、漢方薬のみとした。臨床経過を図8-3に示す。上段は糸球体濾過量（eGFR）である。当初の60ml/min前後が70ml/minを超えるようになった。下段には治療開始前と開始後10ヶ月後の腎エコーの比較を示す。投与前の腎実質内の微小石灰化が投与後明らかに消退している。また、それらに随伴するすりガラス様陰影も減退している。このような所見は漢方治療によって、実質に沈着していた微小石灰が消去され、おそらくそれにともなう微小炎症も鎮静化されてきたことを示唆している。ただし、これはあくまでもエコー上の明暗の変化であって、実際にどれほど組織病変を反映しているのかについては腎の病理検索が必要である。

②症例8-2：70歳、男性

　20数年前から、慢性腎炎として加療していたが、しばらく治療を中断していた。X_0年8月当院を受診した。血清クレアチニンは1.12mg/dl。2ヶ月後1.22mg/dlと上昇したため、猪苓湯エキス顆粒5.0gに黄耆末2.0gおよび当帰末2.0gを加えて、1日朝夕の2回分服とした。eGFRは50ml/min前後であったが、治療開始後60〜70ml/minに上昇してきた。eGFRの推移を上段に、腎エコー所見を下段に示す（図8-4）。腎エコーでは治療前の腎実質にはハイエコーが散見されていたが、漢方薬投与後12ヶ月ではそれらの微小石灰は明らかに消退しており、またすりガラス様陰影も褪色していた。これらの所見は症例1と全く同様であり、漢方薬によって、eGFRが上昇し、エコーで腎実質の微小石灰とそれに随伴するすりガラス様陰影

第8章

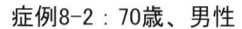

症例8-2：70歳、男性

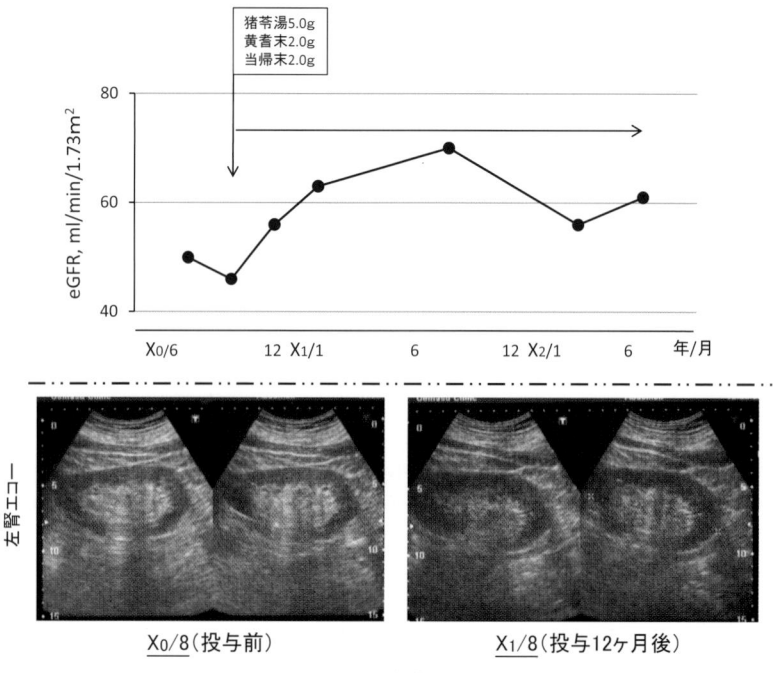

図8-4　臨床経過

が消退していることは確実である。私はその他にも同様な患者さんを多く経験している。

③症例8-3：62歳、男性

　数年前から脂質異常症として治療していたが、血清クレアチニンの上昇が認められるようになったため、当院を受診した。この症例では腎エコーでは微小石灰は明らかではなかったため、猪苓湯ではなくて、腎の陰陽両虚証と水湿除去に有効とされる牛車腎気丸エキス顆粒5.0gをベースにして腎機能を改善させる目的で黄耆末3.0gと当帰末1.0gを加味し、治療を開始した。その後血清クレアチニンは

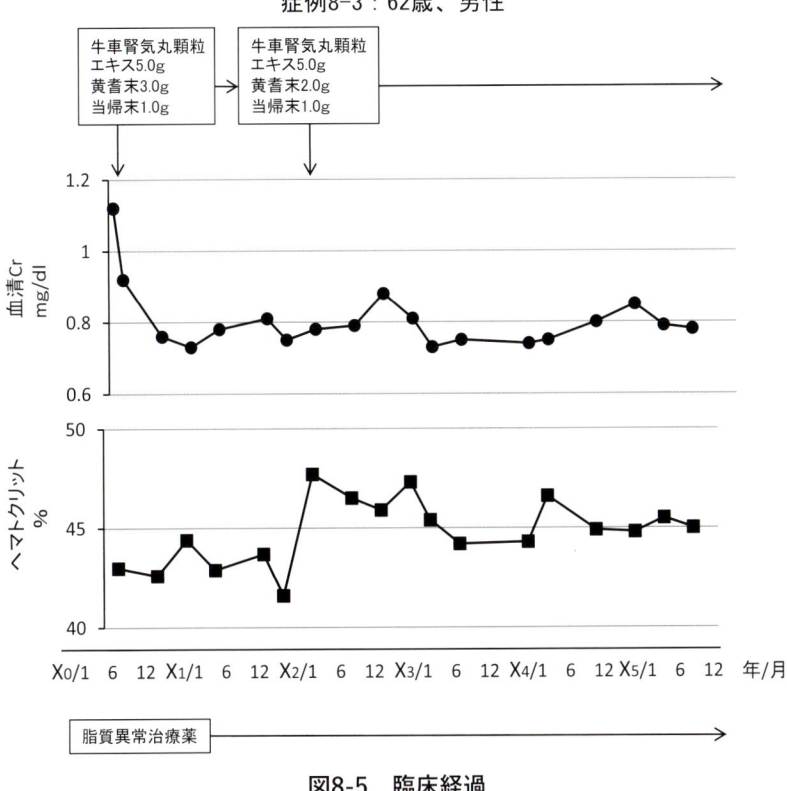

症例8-3：62歳、男性

図8-5　臨床経過

正常化し、ほぼ0.8mg/dl前後で推移するようになった。一方、ヘマトクリットは治療開始2年後位から45％を超えるようになってきた。このようなデータは漢方治療によって、糸球体のみならず尿細管間質の病変が改善されてきたことを示している（図8-5）。

牛車腎気丸（出典：『済生方』）
方　　意：八味地黄丸に牛膝と車前子を加えた薬方。腎陽を温補し、気化利水する。（少陰病）
構成生薬：地黄5.0g、牛膝3.0g、山茱萸3.0g、山薬3.0g、車前子3.0g、沢瀉3.0g、茯苓3.0g、牡丹皮3.0g、桂皮1.0g、附子1.0g

高山宏世編著「腹証図鑑 漢方常用処方解説（新訂30版）」（三考塾叢刊、2002）より抜粋。

第8章

④症例8-4：63歳、男性

　数年前から、脂質異常症と高尿酸血症で加療していたが、仕事の都合で時々通院が途絶えることがあった。そうこうしているうちに、血清クレアチニンが上昇するようになり、1.2mg/dl前後となった。そこで、牛車腎気丸エキス顆粒に黄耆末と当帰末をミックスし、一日２回分服とした。多忙なため、服薬を中断することがしばしばあったが、血清クレアチニンは７年間以上1.1mg/dl未満であり、ヘマトクリットもほぼ45％以上を維持している（図8-6）。このような経過は漢方治療が糸球体と尿細管間質の病変進行を阻止し、むしろ回復させている可能性を示唆している。なお腎エコーでは、腎実質の微小石灰とそれに随伴するすりガラス様陰影は明らかではなかった。

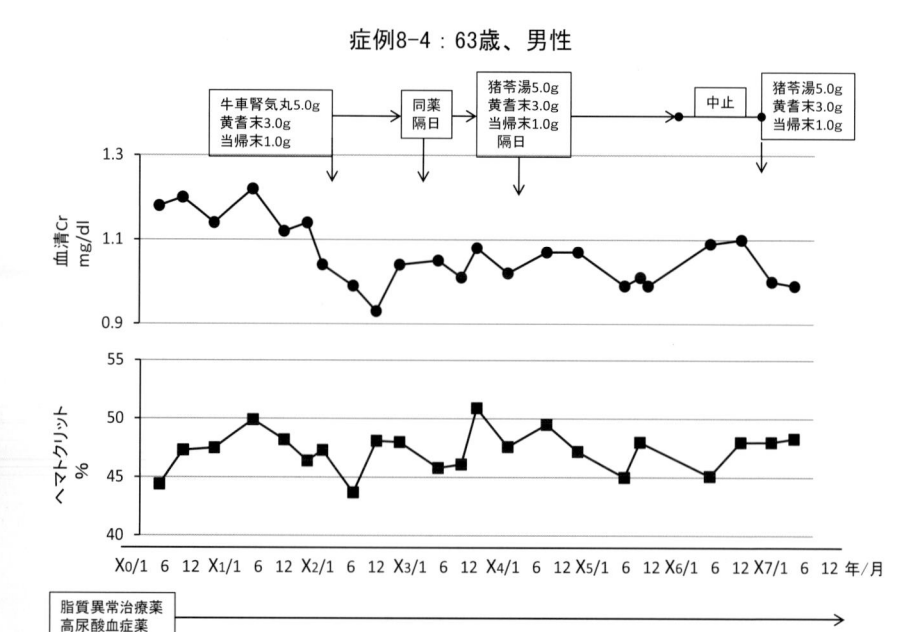

図8-6　臨床経過

2．間欠的腎清掃の提唱

　以上の 4 症例はCKD重症度分類ではG3に属するが、このグループの中では、極めて少数ではあろうが、発症年齢、性別、原疾患、またどのような治療を受けているのかなど種々の因子によって、さらにG4に移行し、末期腎不全（G5）に進行する可能性は否定できない。この状況を回避するには、G3のレベルで腎機能を低下させない、或いは維持または回復させるという対策が鍵となる。換言すれば、患者さんによってはG3はまさに帰還不能点（point of no return）と見なすことができる。

　従来、腎障害の進行には糸球体が重視され、尿細管や間質はいわば副次的であったが、最近の研究では尿細管間質の病変が腎障害により強く連関していることが明らかになってきた。

　私自身としては尿細管よりも、むしろ間質に注目している。これは血管、糸球体、尿細管などの腎臓のいわば血液や液体のパイプラインを外側から保持するマトリックス部分であり、この健全性こそがパイプラインの機能を担保することになるからである。

　ところで、そのような間質は糸球体、尿細管、血管などから、また腎盂腎杯などの腎実質内外からのストレスに常時暴露されているので、それなりの強靭性は備えているであろうが、しかしながら、それにも臨界点があるであろう。

　これまでの症例で強調してきた、腎エコーで観察される微小石灰とそれに随伴するすりガラス様陰影は、まさにそのような臨界点を表現しているのではないかと私は考えている。そこで、このようないわば局地戦を制するにはどうすればよいのか。現時点ではそれに対応できる有効な西洋医学的なツールは入手できないが、私は漢方

第8章

薬がそのような状況に効力を発揮するのではないかと考えている。

　この際、腎機能の回復・維持には黄耆（＋当帰）という生薬が key playerであるが、そのパートナーとして猪苓湯か牛車腎気丸が最適ではないかと考えている。いずれかの区別は、腎エコーでの微小石灰とそれに随伴するすりガラス様陰影の有無による。そのような所見がみられる場合には猪苓湯を第１選択にするが、そうでない場合には牛車腎気丸を用いる。

　さて、それではこのような漢方治療を生涯にわたって行う必要があるのかについては、私は、**間欠的腎清掃**（intermittent kidney cleansing:IKC）を提唱したい（図8-7）。

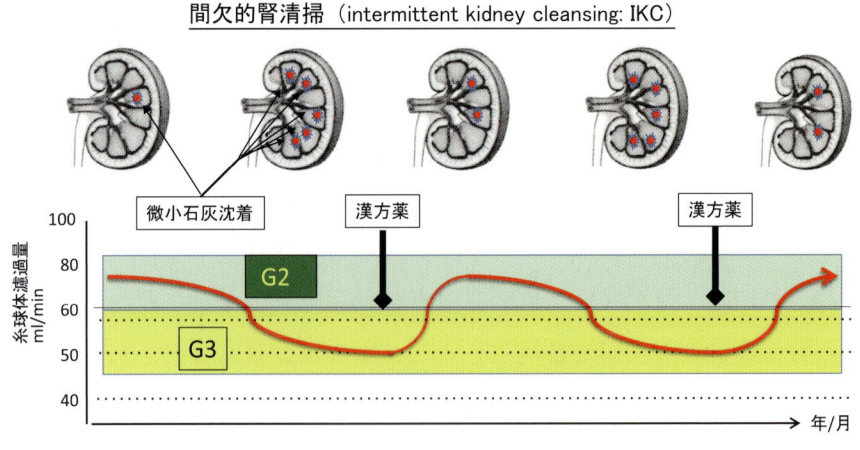

図8-7　間欠的腎清掃（G3からG2への回帰）

　すなわち、腎機能がG2またはG3レベルの場合、腎エコーで微小石灰やすりガラス様陰影が観察された場合には尿細管間質の炎症が予測されるので、猪苓湯で腎エコーを参照にしながら、間欠的に腎清掃を行う。糸球体濾過量低下がみられる場合には、黄耆末や当帰

末を加味する。一方、明らかな石灰化がなくても、猪苓湯は有効と考えられるが、牛車腎気丸も有用な方剤である。

　但し、このIKC施行上の留意点としては、糸球体濾過量の過剰増加は逆に糸球体障害を進行させる可能性があるということで、漢方薬の用量、特に黄耆などには臨機応変の配慮が必要である。

　このようなIKCによる早期介入によって尿細管間質の微小な炎症のみならず糸球体障害が緩和され、CKDの進行を遷延させるだけではなく、患者さんによっては、腎機能を正常化させること（回帰）も可能ではないかと私は考えている。

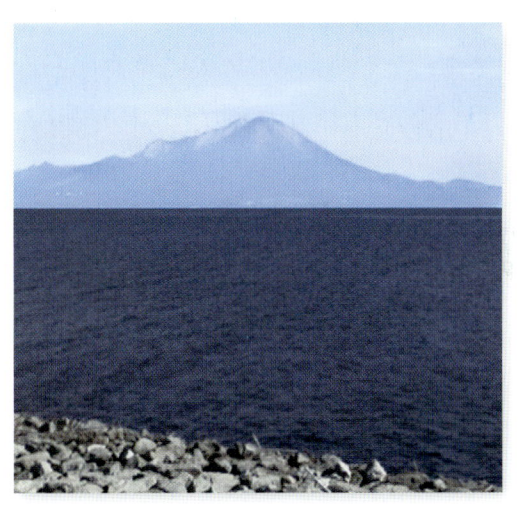

大山（開山1300年）と中海（汽水湖）

付録 1　『傷寒論』と『金匱要略』

　この2書は2世紀後半の後漢の張仲景の著とされ、漢方医学のいわば聖典と位置づけられている。

　『傷寒論』では"傷寒"という急性熱性病について、その進行を六つの病期に分類し、それぞれの病態と適応処方が述べられている。一方、『金匱要略』は種々の雑病や慢性病の治療を取り扱っている。

　以下、両者の概略を述べる。

A.『傷寒論』

1）太陽病

　体表面に風寒を感受したために、全身倦怠感・悪風・悪寒・頭痛・身体痛・項背部のこわばりなどの症状が出現する。インフルエンザなどの初期症状がこれに該当する。発汗がない場合には麻黄湯、発汗がある場合には桂枝湯が適応となる。

　五苓散はこの病期で「太陽病、発汗後、大汗出、胃中乾、煩躁不得眠、欲得飲水者、少少與飲之、令胃気和即癒。若脈浮、小便不利、微熱、消渇者、五苓散主之。」、「発汗已、脈浮数、煩渇者、五苓散主之」、「傷寒汗出而渇者、五苓散主之。不渇者、茯苓甘草湯主之」、「中風、発熱六七日、不解而煩、渇欲飲水、水入吐者、五苓散主之。」とある。

2）陽明病

　外邪が熱化して深部（胃腸）に達して、胃腸の津液が損傷される。腸内が乾燥して大便が詰まる。身体が熱く発汗する・口乾・イライ

ラ・腹部膨満などがみられる。白虎湯や承気湯が処方される。

　猪苓湯はこの病期で「若渇欲飲水、小便不利者、猪苓湯主之」と記載されている。

3）少陽病

　外邪が除かれないうちに表裏の間に侵入した場合である。寒熱往来・胸脇苦満・口苦などの症状が出現する。主に小柴胡湯を用いる。太陽と少陽の合病では柴胡桂枝湯、少陽と陽明の合病には大柴胡湯を用いる。

4）太陰病

　三陽病の治療に失敗し、脾陽を損傷したものや、脾気虚の体質に寒邪が直中して起こる場合もある。腹部膨満感や、時に腹痛・下痢・食欲不振などの症状がみられる。治療原則は温中散寒で、理中湯などが代表である。

5）少陰病

　心腎両虚で陽虚陰盛のために陰から寒を生じるものと逆に熱化するものがある。前者は虚寒で寒気・四肢冷感・眠たがる・脈微細などが主な症状であるが、後者で虚熱でイライラ・不眠・口乾などがみられる。

　真武湯はこの病期で「少陰病、二三日不已、至四五日、腹痛、小便不利、四肢沈重疼痛、自下痢。其人或咳、或小便不利、或不利、或嘔者、玄武湯（真武湯）主之」とある。

　四逆散は「少陰病、四逆。其人或咳、或悸、或小便不利、或腹中痛、或泄利下重者、四逆散主之」とある。

6）厥陰病

　上熱下寒となって寒熱が混在し、気が逆乱している状態である。

三陰病の中ではもっとも急証である。口渇が止まない・気が心に上衝する・心中疼熱・四肢の冷え・下痢・嘔吐などの症状が生じる。治療としては温清併用である。方剤として当帰四逆加呉茱萸生姜湯・呉茱萸湯・通脈四逆湯などがある。

B.『金匱要略』

　「傷寒」以外の種々の慢性病や雑病の治法を25篇にわたって論じた書である。中風歴節・百合・血痺虚労・肺痿肺癰咳嗽上気・本豚気病・消渇小便不利・婦人妊娠病・婦人雑病など現代医学的な呼吸器疾患・消化器疾患・循環器疾患・泌尿器疾患・婦人科疾患・食中毒など、殆どあらゆる分野の疾患が記述されている。八味地黄丸、当帰芍薬散、桂枝茯苓丸、人参湯、防已黄耆湯など現代でもなお頻用されている方剤が記載されている。

付録 2　慢性腎臓病の中医学的治療

　中医学の老中医として高名な時振声博士の考案を腎病総合証（ネフローゼ症候群）、IgA腎症、そして慢性腎不全の3症例について紹介する。3例ともに簡体字であるが、アウトラインは理解していただけると思う。参考までに私の簡訳を（　）に記した。

文献：
　　朱世増　主編：近代名老中医経験集―時振声論腎病. 上海中医薬大学出版社、上海 2008

症例 1　18歳、男性、腎病総合証

　患者王某，男性，18岁，工人，因浮肿 1 年，加重20天而收入院。患者于 1 年前因“感冒”后发现眼睑浮肿，查尿常规异常，诊为“肾病综合征”经给予激素治疗后，病情好转。嗣后常因感冒、劳累而复发，使用激素治疗后可缓解。20天前又因感冒，病情复发，全身浮肿，查尿蛋白（＋＋＋＋），有少许红、白细胞。尿蛋白定量10 g/24小时。当地医院给予强的松40 mg/日，口服 2 周，病情仍无好转。入院时症见：颜面潮红，痤疮满布，口干咽燥，心烦，手足心热，舌红、苔薄黄，脉滑数。查血压130/90 mmHg。中医辨证为阴虚血热，治拟养阴清热解毒为法，因本例患者系青年，正值阴不足而阳有余之时，加之反复使用激素而致阴虚阳亢之症，故治当滋阴清热解毒，予知柏地黄汤合五味消毒饮加减：知母、黄柏、山药、山萸肉、丹皮、银花、野菊花、连翘各10克，生地、茯苓、泽泻各15克，赤小豆30克。调治半月后，症状基本消失，改服六味地黄汤加减治疗两月后，激素渐减至

维持量而出院。

　　（感冒後浮腫が増強し、腎病総合証として激素（副腎皮質ホルモン剤）にて軽快したものの、感冒罹患後に再発した。諸症状より陰虚血熱と弁証し、養陰清熱解毒法を治法した。また、青年であることから陰不足で陽余あり、それにこれまで激素の頻用によって、陰虚陽亢証に至っており、滋陰清熱解毒として知柏地黄湯合五味消毒飲加減（知母、黄柏、山薬、山茱萸、牡丹皮、銀花、野菊花、連翹各10ｇ、生地黄、茯苓、沢瀉各15ｇ、赤小豆30ｇ）を処方した。症状が軽快し、その後六味地黄湯加減に変更し２ヶ月後、激素を漸減維持し退院となった。）

症例2　　28歳、女性、IgA腎症

　　杨某，女，28岁。患者于感冒发热后出现肉眼血尿，经某医院肾穿刺活检确诊为"IgA肾病"，曾用激素、雷公藤等治疗无效，平素尿检镜下血尿持续存在，红细胞10～30个左右，尿蛋白（±）～（＋），每因劳累或感冒即出现肉眼血尿，病程已年余。近日又因感冒出现肉眼血尿于1988年１月10日就诊。刻诊：腰酸腰痛、咽干咽痛、口干喜饮、纳食尚可、大便偏干、小便如洗肉水样红色，舌质暗红、舌苔薄黄微腻，脉弦细。证属肾阴不足，阴虚内热，血热妄行，近因外感风热，两热相合，症情加重。治拟滋肾化瘀合疏风散热，予滋肾化瘀清利汤合银蒲玄麦甘桔汤，药用女贞子、旱莲草各10克，白花蛇舌草、马鞭草、生侧柏各15克，石韦、益母草、白茅根各30克、银花10克，蒲公英、忍冬藤、玄参各15克，桔梗６克，麦冬10克，生草６克。服上方４剂，肉眼血尿消失，咽干咽痛明显减轻，尿检蛋白（±）红细胞５～８个，效不更方，继用滋肾化瘀清利汤调治两月余，尿检全部阴性。为巩固

疗效，以本方加减又调治两月，尿检仍持续正常。随访至今未见复发。

　　（感冒発熱後肉眼的血尿が出現した。腎生検にてIgA腎症と診断された。激素などで加療したが効果はなかった。感冒罹患後の血尿があり、1988年1月10日に受診。諸症状より腎陰不足、陰虚内熱、血熱妄行の証をたて、また、外感風熱も加重しており、治法として滋腎化瘀合疏風散熱として、滋腎化瘀清利湯合銀蒲玄麦甘桔湯（女貞士、旱連草各10ｇ、白花蛇舌草、馬鞭草、生側柏各15ｇ、石韦、益母草、白茅根各30ｇ、銀花10ｇ、蒲公英、忍冬藤、玄参各15ｇ、桔梗６ｇ、麦冬10ｇ、生草６ｇ）を服用後、肉眼血尿は消失した。その後滋腎化瘀清利湯で治療し、検尿は正常化した。）

症例3　37歳、男性、慢性腎不全

　　王某，男，37岁。1987年10月10日诊。胸闷、气短、腰酸痛月余，伴恶心呕吐半个月，拟诊为"慢性肾炎、尿毒症"收住院。既往有高血压病史。查Bp 14.7/9.33 kPa，Hb 115 g/L，BuN 45.84 mmol/L，Scr 907.27 μmol/L。病程中因精神刺激，遂一反表情淡漠状态，而出现躁动不安，语言错乱，彻夜不眠，大便偏干，舌红苔厚腻，色白稍黄，脉弦滑。时师意见：此属心窍被湿浊痰热所蒙而致。可用菖蒲郁金汤清热化湿，豁痰开窍，并合以黄连温胆汤增强清化痰热之力。药用：菖蒲、郁金、藿香、炒栀子、淡竹叶、丹皮、连翘、马尾连、枳实、半夏、陈皮各10克，竹茹６克，茯苓15克，另以生大黄（后下）、生牡蛎各30克，芒硝20克，浓煎150 ml灌肠，并静脉滴注清开灵注射液。2剂后，神识稍展，语言尚清，对答基本切题。随后症情有所反复，且腹痛较甚，拒按，舌苔黄腻，脉沉弦。时师在原灌肠方中加入蒲公英、野菊花各30克，其他治疗不变。又服3剂后，神志清楚，腹

痛消失，精神虽然倦怠，不欲多语，但言语切题，饮食渐增，舌苔厚腻亦化。

（1987年10月10日、尿毒症で入院。BUN126mg/dl、血清クレアチニン10.2mg/dl。諸症状より、心竅被湿濁痰熱と証をたてる。菖蒲郁金湯清熱化湿、豁痰開竅併せて黄連温胆湯を加えて清化痰熱を強化する。薬物としては、菖蒲、郁金、霍香、炒梔子、淡竹葉、牡丹皮、連翹、馬鞭連、枳実、半夏、陳皮各10ｇ、竹茹6ｇ、茯苓15ｇ、大黄、生牡蠣各30ｇ、芒証20ｇ、煎じて150mlを浣腸する。また清開灵を点滴投与する。一時症状は軽快したが、再度悪化したため、上記浣腸に蒲公英、野菊花各30ｇを加えた。その後、心身ともに安定してきた。浣腸によって、清熱解毒を強化し、消化器の湿濁を排出促進することで、高度尿毒症を緩和することができた。）

付録3　本書で用いた生薬と腎臓に関係した主な薬理作用

　私が漢方治療で採用した生薬について、簡潔に記す。これらは『漢方の新しい理解と展望』（菅谷英一、菅谷愛子共著、学建書院、2001年）から抜粋したものであるが、十薬と茅根についてはそれぞれWikipedia、Weblioを参照にした。

阿膠（アキョウ）

ロバ *Equus asinus* L.（ロバ科 Equidae）の毛を去った皮，骨，けん，またはじん帯を水で加熱抽出し，脂肪を去り，濃縮乾燥したもの（ゼラチン）

主な成分　collagen，glutin，chondrin，アミノ酸など

薬理作用　血液凝固促進作用

烏頭（ウズ）

ヤマトリカブト *Aconitium japonicum* Thunb 又はカラトリカブト *A. carmichaeli* Debx その他同属植物（キンポウゲ科 Ranunculaceae）の塊根．そのまま乾燥したものが烏頭，塩水に浸して石灰をまぶしたり，蒸したりして修治したものが附子（塩附子，炮附子，熟附片など）である．

主な成分　アルカロイド（aconitine, deoxyaconitine, mesaconitine, aconine, hypaconitine, jesaconitine, lipoaconitine, lipomesaconitine, benzylaconine, higenamine, coryneine など）

多糖体（aconitan A 〜 D）

薬理作用　血管拡張作用，抗炎症作用，免疫作用，腎機能改善作用（熱水抽出エキス），肝蛋白質生合成促進作用

黄耆（オウギ）

Astragalus membranaceus Bunge 又は *A. mongholicus* Bunge（マメ科 Leguminosae）の根

主な成分　フラボノイド（2',4'-dihydroxy-5, 6-dimethoxyisoflavone, formononetin, 3'-hydroxyformononetinなど）

糖（D-gulcose, D-fluctose, sucroseなど）

サポニン（astaragaloside I ～ Ⅷ, soyasaponin I など）

γ-aminobutyric acid（韓国産黄耆）

薬理作用　免疫賦活作用，血圧下降作用，末梢血管拡張作用，抗炎症・抗アレルギー作用，利尿作用，抗酸化作用

黄芩（オウゴン）

コガネバナ *Scutellaria baicalensis* Georgi（シソ科Labiatae）の根

主な成分　フラボノイド（baicalin, baicalein, wogonin, wogonin glucuronide, skullcapflavone I, oroxylin A, oroxylin A glucuronideなど）

ステロイド（β-sitosterol, campesterol, stigmasterol）

糖類（sucrose, D-glucoseなど）

薬理作用　血圧下降作用，末梢血管拡張作用，毛細血管強化作用，抗動脈硬化作用，利尿作用，脂質代謝改善作用

黄連（オウレン）

オウレン *Coptis japonica* Makino, *C. chinensis* Franchet, *C.deltoidea* C. Y. Cheng et Hsiao又は*C. teeta* Wallich（キンポウゲ科Ranunculaceae）の根をほとんど除いた根茎

主な成分　アルカロイド（berberine, coptisine, palmatine, jateorrhizine, worenine, magnoflorine）

有機酸（ferulic acid）

薬理作用　血圧下降作用，動脈硬化予防作用，抗炎症作用，免疫賦活作用

艾葉（ガイヨウ）

ヨモギ *Artemisia princeps* Pampanini又はヤマヨモギ *A. montana* Pampanini

（キク科Compositae）の葉及び枝先

主な成分　精油（cineol, α-thujoneなど）

トリテルペノイド（lupenone, lupenyl acetate, α-amyrin acetate, β-amyrin acetate, glutinone, fernenoneなど）

脂肪酸（capric acid, palmitic acidなど）

タンニン（caffetannin, 3, 5-dicaffeoyl quinic acidなど）

その他（多糖類，酵素）

薬理作用　血圧下降作用，毛細血管透過性抑制作用，血小板凝集阻害作用，血液凝固抑制作用，抗アレルギー作用，抗炎症作用

滑石（カッセキ）

天然の含水ケイ酸アルミニウム及び二酸化ケイ素などからなる

主な成分　酸化アルミニウム，珪酸

薬理作用　利尿作用

乾姜（カンキョウ）

ショウガ *Zingiber officinale* Roscoe（ショウガ科Zingiberaceae）の根茎を湯通しした後，コルク皮を去り煮沸して乾燥したもの

主な成分　精油（α-zingiberene, β-pinene, camphene, limonene, cineole, geraniol, borneol, nerolなど）

辛味成分（[6]-gingerol, zingerone, [6]-shogaolなど）

薬理作用　血圧下降作用，抗炎症作用

甘草（カンゾウ）

Glycyrrhiza uralensis Fisher, *G. glabra* L. 又はその他同属植物（マメ科Leguminosae）の根及びストロン，ときには周皮を除いたもの（皮去りカンゾウ）

主な成分　トリテルペノイド配糖体（glycyrrhizin=glycyrrhitic acid, glycyrrhetic acid=glycyrrhetinic acid, glabric acidなど）

フラボノイド（liquiritin, licoricone, licoflavone, licoricidin, formononetinなど）

その他（pterescin, glycyrol, isoglycyrol, glycyrin, glycoumarin, deoxogly-cyrrhetolなど）

薬理作用　抗炎症・抗アレルギー作用，ステロイドホルモン様作用，抗動脈硬化作用，血小板凝集抑制作用

金銀花（キンギンカ）

スイカズラ *Lonicera japonica* Thunberg（スイカズラ科Caprifoliaceae）の蕾

主な成分　イリドイド配糖体（loganin）

フラボノイド（lonicerin, luteolinなど）

フェノール誘導体（caffeic acid, chrorogenic acidおよびそのmethyl ester）

タンニン，脂肪酸

アルカロイド（benoterpine）

薬理作用　血小板凝集抑制作用

枸杞子（クコシ）

クコ *Lycium chinense* Miller又は*L. barbarum* L.（ナス科Solanaceae）の果実

主な成分　カロチノイド（carotin, zeaxanthin, physalienなど）

betaine, linoleic acid

ビタミン類（thiamine, nicotinic acid, vitaminB, C）

薬理作用　血圧下降作用，抗脂肪肝作用，抗動脈硬化作用

桂皮（ケイヒ）

Cinnamomum cassia Blume（クスノキ科Lauraceae）の樹皮又は周皮の一部を除いたもの

主な成分　精油（cinnamaldehyde, methoxycinnamic acid, cinnamyl acetate）

タンニン，糖

その他（cassioside, cinnamoside）

薬理作用　血圧下降作用，末梢血管拡張作用，抗血液凝固作用，抗炎症・抗アレルギー作用，活性酸素生成抑制作用

紅花（コウカ）

ベニバナ *Carthamus tinctorius* L.（キク科 秦艽防風湯，折衝飲，通導散など Compositae）の管状花をそのまま，又は黄色色素の大部分を除き，圧搾して板状にしたもの

主な成分　紅色素（carthamin）

黄色素（saflor yellow）

フラボノイド（carthamidin, neocarthaminなど）

脂肪油（linoleic acid, oleic acidなど）

その他（tinctormine, adenosine, リグナン, 6-hydroxykaempferol 3-glucosideなど）

薬理作用　血圧下降作用，血管透過性の抑制作用，血小板凝集抑制作用

呉茱萸（ゴシュユ）

ゴシュユ *Evodia rutaecarpa* Bentham 又は *E. officinalis* Dode（ミカン科Rutaceae）の果実

主な成分　アルカロイド（evodiamine, rutaecarpine, evocarpine, higenamine, synephrineなど）

辛味成分（limonin）

サイクリックGMP，環状テルペンなど

薬理作用　体温上昇作用，血流促進作用，強心作用，カルシウム拮抗作用

山茱萸（サンシュユ）

サンシュユ *Cornus officinalis* Sieb. et Zicc.（ミズキ科Cornaceae）の偽果の果肉

主な成分　イリドイド配糖体（morroniside, loganin, swerosideなど）

トリテルペノイド（ursolic acid, oleanolic acidなど）

タンニン類（corunus-tannin, cornusiin A, B, Cなど）

有機酸（没食子酸，リンゴ酸，酒石酸など）

その他（glucose, fructose, sucrose, サポニンなど）

付録

薬理作用　利尿作用，抗アレルギー作用，免疫賦活作用，脂質過酸化抑制作用

山薬（サンヤク）

ヤマノイモ *Dioscorea japonica* Thunberg又はナガイモ *D. batatas* Decaisne（ヤマノイモ科 Dioscoreaceae）の周皮を除いた根茎（担根体）

主な成分　ステロイド（cholesterol, ergosterol, campesterol, stigmasterol, β sitosterolなど）

多糖類（dioscoran A ～ F，dioscorea-mucilage B，でんぷん，糖蛋白質）

その他（アミノ酸，allantoin，glycan，choline，diastaseなど）

薬理作用　抗炎症作用，男性ホルモン増強作用

地黄（ジオウ）

アカヤジオウ *Rehmannia glutinosa* Liboschitz var. *purpurea* Makino又は*R. glutinosa* Liboschitz（ゴマノハグサ科Scrophulariaceae）の根又はそれを蒸したもの

主な成分　イリドイド配糖体（catalpol, rehmannioside A ～ D, aucubinなど）

フェネチルアルコール配糖体（acteoside, purupureaside, jionoside A ～ C）

ステロール（β-sitosterolなど）

その他（mannitol, arginine, D-glucose, D-galactose, D-fructose, sucrose, raffinose, mannitol, arginine, stachyose, rehmanan A ～ Dなど）

薬理作用　利尿作用，免疫抑制作用，線溶系活性化作用，血圧下降作用，血管収縮抑制，赤血球変形能亢進作用，血液凝固抑制作用，造血作用

地骨皮（ジコッピ）

クコ *Lycium chinense* Miller（ナス科Solanaceae）の根皮

主な成分　アルカロイド（kukoamine, liciumamide）

ステロイド（β-sitosterol, 5 α -stigmastan3,6-dione）

その他（betaine, sitosterol, glucoside, licinoleic acid, dimorphecolic acid, scopoletinなど）

薬理作用　解熱作用，血圧下降作用

炙甘草 （シャカンゾウ）

Glycyrrhiza uralensis Fischer, *G.glabra* L. またはその他同属植物（マメ科Leguminosae）の根およびストロンを炙ったもの

主な成分　甘草を参照

薬理作用　抗炎症・抗アレルギー作用，ステロイドホルモン様作用，抗動脈硬化作用，血小板凝集抑制作用

芍薬 （シャクヤク）

シャクヤク *Paeonia lactiflora* Pallas（ボタン科Paeoniaceae）の根

主な成分　モノテルペン配糖体，関連化合物（paeoniflorin, oxypaeoniflorin, benzoylpaeoniflorin, albiflorin, paeoniflorigenone, paeonilactoneなど）

その他（paenol, paeonoside, ガロタンニン, sucroseなど）

薬理作用　血管拡張作用，抗炎症作用，抗アレルギー作用，抗凝血作用，ホルモン調節作用，血清尿素窒素低下作用

車前子 （シャゼンシ）

オオバコ *Plantago asiatica* L.（オオバコ科Plantaginaceae）の種子

主な成分　粘液質（多糖体のplantasan, plangago-mucilage Aなど）

イリドイド配糖体（aucubin, geniposidic acidなど）

フラボノイド（plantagin, homoplantagininなど）

脂肪酸（palmitic acid, stearic acid, arachidic acid, oleic acid, linoli acidなど）

その他（plantamajoside, β-sitosterol, ulsolic acidなど）

薬理作用　利尿作用，免疫賦活作用

十薬 （ジュウヤク）

魚醒草ともいう.

Houttuynia cordata, 和名ドクダミ

地上部を使用

利尿作用，動脈硬化の予防作用.（Wikipediaより）

生姜（ショウキョウ）

ショウガ *Zingiber officinale* Roscoe（ショウガ科 Zingiberaceae）の根茎

主な成分　精油（α-zingiberene, zingiberol, β-bisabolene, α-terpineol, curcumene, β-pinene, campheneなど）

辛味成分〔[6]-gingerol, [6]-shogaol*, zingerone*（*はアルカリ処理や加熱処理によって生じた二次産物〕

薬理作用　血圧下降作用，血液凝固抑制作用

川芎（センキュウ）

センキュウ *Cnidium officinale* Makino（セリ科Umbelliferae）の根茎，通例湯通ししたもの

主な成分　精油（cnidilide, neocnidilide, ligustilide, butylphthalide, butylidenephthalide, senkyunolide B～Jなど）

その他（糖類，アミノ酸，pregnenolone, vanillin, coniferyl ferulate, ferulic acidなど）

薬理作用　末梢血管拡張作用，血圧下降作用，抗炎症作用

蒼朮（ソウジュツ）

ホソバオケラ *Atractylodes lancea* De Candolle又は*A. chinensis* Koidzumi（キク科Compositae）の根茎

主な成分　精油（セスキテルペノイド：β-eudesmol, atractylone, hinesol, α-bisabolol, β-selinene, atractylodin, elemol, atractylodinol, acetylatractylodinolなど

ポリアセチレン化合物：atractylodin, atractylodinol, acetylatractylodinolなど）

薬理作用　利尿作用

大黄（ダイオウ）

Rheum palamatum L., *R. tunguticum* Maxim., *R. officinale* Baillon, *R. coreanum* Nakai又はそれらの種間雑種（タデ科Polygonaceae）の根茎

主な成分　ジアントロン配糖体（sennoside A 〜 F）

アントラキノン誘導体（rhein, aloeemodin, emodin, physcion, chrysophanol など）

その他の配糖体（lindleyin, stilbene配糖体, naphtahalene配糖体, chromones, phenylbutanone配糖体）

タンニン（rhatannin, catechin, epicatechin）

その他（cinnamic acid, 脂肪酸）

薬理作用　抗炎症作用，免疫賦活作用，血中尿素窒素（BUN）低下作用，脂質代謝改善作用，血液凝固抑制作用，抗酸化作用

沢瀉（タクシャ）

サジオモダカ *Alisma orientale* Juzepczuk（オモダカ科 Alismataceae）の塊茎で，通例周皮を除いたもの

主な成分　トリテルペノイド（alisol A, B, Cおよびそのacetateなど）

セスキテルペン（alismol, alismoxide, orientarol A, B, Cなど）

その他（カリウム塩，でんぷん，糖類，ビタミン類, lecitine, アミノ酸, cholineなど）

薬理作用　利尿作用，血液凝固抑制作用，コレステロール血症改善作用，尿路結石形成抑制作用

猪苓（チョレイ）

チョレイマイタケ *Polyporus umbellatus* Fries（サルノコシカケ科 Polyporaceae）の菌核

主な成分　多糖体〔GU-2, GU-3, GU-4, アルカリ可溶グルカン，6分岐 β（1→3）glucan〕

その他（ergosterol, α-hydroxyteracosanoic acid, polyprusterone類）

薬理作用　利尿作用，血小板凝集増強作用，活性酸素消去作用

陳皮（チンピ）

ウンシュウミカン *Citrus unshiu* Markovich又は*C. reticulata* Blanco（ミカン科Rutaceae）の成熟した果皮

主な成分　精油〔(+)-limonene, aurapten, auraptin, linalool, terpineolなど〕

フラボン配糖体（hesperidin, naringin, nobiletinなど）

アルカロイド（synephrine）

その他（ペクチン，クエン酸など）

薬理作用　抗炎症作用，抗アレルギー作用

当帰（トウキ）

トウキ *Angelica acutiloba* Kitagawa又はホッカイトウキ *A. acutiloba* Kitagawa var. *sugiyamae* Hikino（セリ科 Umbelliferae）の根で，通例，湯通ししたもの

主な成分　精油（ligustilide, butylidenphthalide, butylphthalide, sedanonic acid lactone, safrol, isosafrole, bergaptene, *p*-cymeneなど）

ポリアセチレン類（falcarinol, falcarindiol, falcarinoloneなど）

クマリン類（scopoletin, umbelliferone）

その他（多糖類, vitamin B_{12}, nicotic acid, choline, vanillic acidなど）

薬理作用　血管拡張・血圧下降作用，抗炎症作用，抗アレルギー作用，血液凝固抑制作用，免疫賦活作用

桃仁（トウニン）

モモ *Prunus persica* Batsch又は*P. persica* Batsch var. *davidiana* Maxim.（バラ科Rosaceae）の種子

主な成分　青酸配糖体（amygdalin, prunasin）

酵素（emulsin）

その他（β-sitosterol, campesterol, triolein, 可溶性蛋白質，脂質，糖質など）

薬理作用　抗炎症作用，抗アレルギー作用，血液凝固抑制作用，抗活性酸素作用

人参（ニンジン）

オタネニンジン *Panax ginseng* C. A. Meyer（ウコギ科 Araliaceae）の細根を除いた根，またはこれを軽く湯通ししたもの

主な成分　オレアナン系サポニン（ginsenoside R_0）

ダンマラン系サポニン：20(S)-protopanaxadiol（ginsenoside-$Ra_{1\sim3}$, $Rb_{1,2}$, Rc, Rd, Rg_3, Rh_2, $Rs_{1,2}$およびquinquenoside-R1, notoginsenoside R4, malonyl-ginsenoside $Rb_{1,2}$, Rc, Rd）

20(S)-protopanaxatriol（ginsenoside Re, Rf, Rg_1, Rg_2, Rh_1, および20-glucoginsenoside-Rf, notoginsenoside-R1）

精油（panaxynol, panaxacol, dihydropanaxacol, β-elemeneなど）

ペプチドグリカン（panaxan A ～ Hなど）

その他（糖類，多糖類）

薬理作用　血圧下降作用，脂質代謝改善作用，血液凝固抑制作用，抗炎症作用，腎不全改善作用，コルチコステロン分泌促進作用

麦門冬（バクモンドウ）

ジャノヒゲ *Ophiopogon japonicus* Ker-Gawler（ユリ科 Liliaceae）の根の膨大部

主な成分　ステロイド配糖体（ophiopogonin A ～ D=ruscogenin配糖体, ophiopogonin B', C', D' =diosgenin配糖体）

ホモイソフラボノイド（methylophiopogonanon A, B, ophiopogonone A, B, ophiopogonanon Aなど）

その他（糖類，多糖体，ステロール）

薬理作用　抗炎症作用，抗アレルギー作用

半夏（ハンゲ）

カラスビシャク *Pinellia ternata* Breitenbach（サトイモ科 Araceae）のコルク層を除いた塊茎

主な成分　フェノール糖（homogentisic acid, 3, 4-dihydroxy-benzaldehydeなど）

アルカロイド〔(-)-ephedrine〕

アミノ酸（arginine, aspartic acidなど）

その他（水溶性多糖体，β-sitosterol, cholineなど）

薬理作用　血圧下降作用，抗アレルギー作用，免疫賦活作用

白朮（ビャクジュツ）

オケラ *Atractylodes japonica* Koidzumi ex Kitamuraの根茎又はオオバナオケラ *A. ovata* De Candolle（キク科 Compositae）の根茎

主な成分　セスキテルペノイド（atractylon, 3β-hydroxyatractylon, 3β-acetoxyatractylon, atractylenolide Ⅰ,Ⅱ,Ⅲなど）

ポリアセチレン化合物（diacetyl-atractylodiolなど）

その他（atractan A，B，Cなど）

薬理作用　利尿作用，抗炎症作用，血液凝固抑制作用，毛細血管透過性抑制作用

茯苓（ブクリョウ）

マツホド *Poria cocos* Wolf(サルノコシカケ科 Polyporaceae)の菌核で，通例，外層をほとんど除いたもの

主な成分　テルペノイド（eburicoic acid, pachymic acid, dehydroeburicoic acid, 3β-0-acetyl-tumulosic acid, 3β-0-acetyldehydro-tumulosic acidなど）

糖（pachymanなど）

ステロール（ergosterol）

薬理作用　利尿作用，抗炎症作用，免疫賦活作用，腎障害改善作用，血液凝固抑制作用

附子（ブシ）

カラトリカブト *Aconitum carmichaeli* Debeaux（キンポウゲ科Ranunculace-ae），その他同属植物の塊根，そのまま乾燥したものが烏頭（干附子，川附子，川烏頭），修治したものが附子（塩附子，炮附子，熟附片など）である

「薬理作用」は，「烏頭」の項を参照

主な成分　アルカロイド（aconitine, deoxyaconitine, mesaconitine, aconine, hypaconitine, jesaconitine, lipoaconitine　lipomesaconitine, benzylaconine, higenamine, coryneineなど）

多糖体（aconitan A ～ D）

茅根（ボウコン）

イネ科

根を乾燥して，消炎・利尿・止血に用いる

（Weblio　辞典より）

牡丹皮（ボタンピ）

ボタン *Paeonia suffruticosa* Andrews（*P. moutan* Sims）（ボタン科Paeoniaceae）

主な成分　フェノール類（paeonol, paeonoside, paeonolide）

モノテルペン配糖体（paeoniflorin, benzoylpaeoniflorin, oxypaeoniflorinなど）

その他（タンニン，安息香酸，phytosterin，sucroseなど）

薬理作用　抗炎症作用，抗アレルギー作用，免疫賦活作用，血小板凝集抑制，抗凝血作用，利尿作用

蓮肉（蓮子）（レンニク）

ハス *Nelumbo nucifera* Gaerthner（スイレン科 Nymphaeaceae）の種子

主な成分　アルカロイド（lotusine, demethylcoclaurine, oxoushinsunine）

その他（でんぷん，raffinose，蛋白質，脂肪など）

薬理作用　平滑筋弛緩作用

付
録

連翹（レンギョウ）

レンギョウ *Forsythia suspensa* Vahlまたは*F. viridissima* Lindley（モクセイ科 Oleaceae）の果実

主な成分 リグナン類（arctiin, phillyrin, philligenin, (＋) -pioresinol, matairesinol, rengyolなど）

フェネチルアルコール誘導体（forsythoside, acteoside, β-hydroxyacteoside など）

トリテルペノイド（betulinic acid, ursolic acid, oleanolic acidなど）

フラボノイド（rutin, quercitrinなど）

薬理作用 血圧下降作用，抗アレルギー作用

著者略歴

上桝　次郎（うえます　じろう）

1975年　鳥取大学医学部卒業。
1980年　同大学大学院博士課程修了。
1981年　米国カリフォルニア大学ロスアンゼルス校（UCLA）腎臓内科
　　　　留学。
1984年　鳥取大学第二内科で腎臓病を専攻。
1994年　同内科講師。
1998年　開業。
所属学会は日本内科学会、日本腎臓学会、日本東洋医学会、国際腎臓学会、
米国腎臓学会。

慢性腎臓病
私の東西医学の融合治療

平成30年7月7日発行

著　者　上桝 次郎
　　　　うえます内科小児科クリニック

印　刷　今井印刷株式会社

製　本　日宝綜合製本株式会社